Ram Mundada
Saurabh Tanpure

Aparelho miofuncional

Ram Mundada
Saurabh Tanpure

Aparelho miofuncional

Uma modificação do aparelho Twin Block

ScienciaScripts

Cover image: www.ingimage.com

This book is a translation from the original published under ISBN 978-620-7-80858-8.

Publisher:
Sciencia Scripts
is a trademark of
Dodo Books Indian Ocean Ltd. and OmniScriptum S.R.L publishing group

120 High Road, East Finchley, London, N2 9ED, United Kingdom
Str. Armeneasca 28/1, office 1, Chisinau MD-2012, Republic of Moldova, Europe
Printed at: see last page
ISBN: 978-620-7-86093-7

Índice

INTRODUÇÃO

Aparelhos Twin Block e Schwarz

O Twin Block é um aparelho funcional introduzido por William J. Clark em 1977. É uma evolução do monobloco de Pierre Robin e das placas duplas de Schwarz[3] . Como terapia de aparelho funcional, tem como objetivo melhorar a relação funcional das estruturas dento-faciais, eliminando factores de desenvolvimento desfavoráveis e melhorando o ambiente muscular que envolve a oclusão em desenvolvimento. Ao alterar a posição dos dentes e dos tecidos de suporte, estabelece-se um novo padrão de comportamento que pode suportar uma nova posição de equilíbrio[1] .

O aparelho é composto por placas duplas com blocos de mordida oclusal e planos inclinados que guiam a mandíbula para baixo e para a frente. Quando o Twin Block foi utilizado pela primeira vez em 1977, o encaixe entre os planos inclinados era de 90°[2] . Em 1982, recomendou-se que o encravamento superior e inferior do bloco de mordida tivesse um ângulo de 45° para estabelecer um componente de força igual para baixo e para a frente quando se efectua o encerramento total[3] . No entanto, após mais experiência clínica, foi recomendado que o ângulo de encravamento fosse de 70° para produzir um componente de força mais horizontal e para encorajar um crescimento mandibular mais para a frente.[4,1]

O Twin Block foi concebido para ser usado 24 horas por dia, incluindo à hora das refeições, para utilizar todas as forças funcionais aplicadas à dentição, incluindo as forças mastigatórias. A duração média estimada do tratamento é de 18 meses, incluindo a retenção.

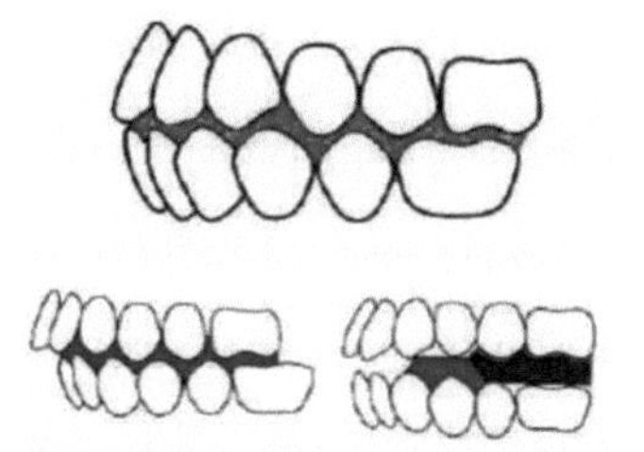

DESENHO DE BLOCO DUPLO CLARK

O Twin Block foi concebido e utilizado pela primeira vez pelo Dr. W. J. Clark, na Escócia, em 1977. A técnica foi subsequentemente descrita na literatura pelo seu criador (Clark 1982[3] , 1988[9] , 1995[5]) com pequenas modificações recentes no desenho do aparelho por outros clínicos (Stratford & Scott, 1988[7] ; Trenouth, 1989[8] ; Rondeau, 1996[6] . Em todos os casos, no entanto, o mecanismo básico de avanço mandibular através do plano de mordida oclusal foi mantido, enquanto a incorporação da tração extra-oral e intermaxilar varia na literatura. Clark (1995) defendeu o uso seletivo de um cotovelo facial e tração intermaxilar em casos de protrusão maxilar e para controlo vertical dos molares. Trenouth (1989)[8] aconselhou que a tração extra-oral e os elásticos intermaxilares são geralmente melhor omitidos para simplificar a implementação do aparelho e melhorar a tolerância do paciente.

O Clark Twin Block é um aparelho funcional, cujo desenho atual representa uma inovação relativamente nova em relação a outros aparelhos, como o ativador de Harvold ou o regulador de função de Frankel. No entanto, a premissa básica do plano inclinado para produzir uma postura mandibular anterior não é nova, e encontra os seus precursores clínicos pelo menos desde o aparelho Double Plate de Schwarz, 1956 (citado em Clark, 1995[5] , pp.32) e o plano de mordida anterior inclinado de Kingsley, 1880 (citado em Trenouth, 1989[8]). Os desenhos dos aparelhos eram semelhantes do ponto de vista funcional. A Placa Dupla de Schwarz consistia em aparelhos removíveis superiores e inferiores, nos quais rampas oclusais opostas guiavam a mandíbula para a frente quando esta fechava completamente. As desvantagens de aparelhos como a Placa Dupla, na forma de espaço lingual restrito e função mandibular restrita, podem ter sido responsáveis por sua aceitação limitada na aplicação clínica. No entanto, o elemento essencial da rampa oclusal guia sublinha a semelhança no desenho básico e o Clark Twin Block tem sido descrito como "Placas Duplas de Schwarz modificadas" (Graber, 1994, pp. 414)[22] .

A inclinação do plano de mordida foi modificada em várias fases por Clark, que originalmente defendia uma angulação de 90° em relação ao plano oclusal, mas que mais tarde a reduziu para 70° para melhorar a facilidade de funcionamento do doente (ou seja, para evitar a "abertura" da mandíbula)

O Clark Twin Block é utilizado tipicamente no tratamento de pacientes que têm uma relação esquelética de Classe II secundária e que requerem um avanço sagital de uma mandíbula retrusiva (ou seja, tratamento de más oclusões de Classe II divisão 1). Também foram descritas modificações para o tratamento de más oclusões de Classe II divisão 2, e más oclusões de Classe III (Clark, 1995), bem como em casos menos comuns que requerem uma adaptação individual do desenho, como por exemplo, para a esplintagem pós-cirúrgica[23] .

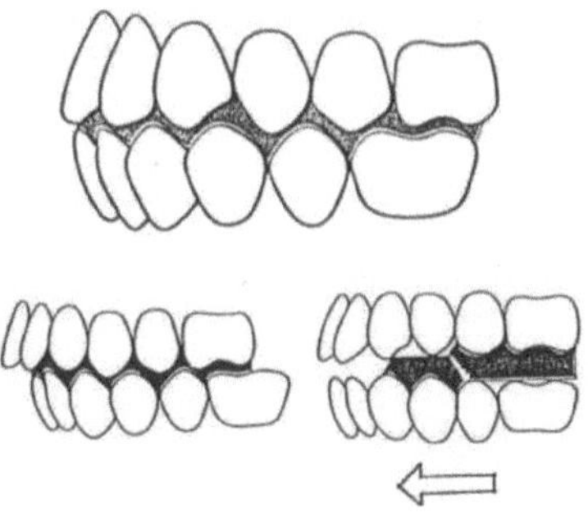

Ilustração do mecanismo básico do Clark Twin Block

Numa oclusão normal (a), o plano inclinado oclusal fornece um mecanismo funcional normal. A premissa subjacente à correção de uma má oclusão de Classe II pelo tratamento Clark Twin Block (b) envolve a orientação mandibular anterior (seta) efectuada pela modificação do plano inclinado normal (de Clark, 1995).

Fases do tratamento

Etapa 1: Fase ativa

O objetivo da terapia Twin Block é conseguir uma correção funcional rápida da posição mandibular da oclusão de Classe II retruída para Classe I e estabelecer a dimensão vertical correcta.

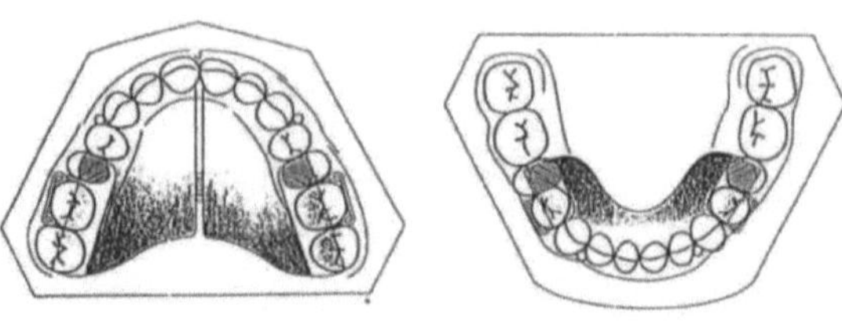

Desenho padrão de blocos duplos para correção da má oclusão de Classe II divisão 1 na dentição permanente (Clark, 1995)

Placa superior:

1. Parte retentiva: fechos delta nos molares e fechos bola na mesial dos primeiros pré-molares

2. Bloco de mordida oclusal: cobrir os primeiros e segundos molares com um plano inclinado sobre os segundos pré-molares.

3. Parafuso palatino: para expansão da linha média

Placa inferior:

1. Parte retentiva: fechos delta nos primeiros pré-molares inferiores e fechos bola mesialmente aos caninos inferiores.

2. Bloco de mordida oclusal: cobrir os primeiros pré-molares com um plano inclinado nos segundos pré-molares

Construção da mordida

A construção da mordida é um termo utilizado para o registo da relação entre a mandíbula e a maxila na posição desejada para a frente. A quantidade de protrusão mandibular depende da facilidade com que o paciente consegue protruir. A quantidade de posicionamento mandibular para a frente e para baixo é referida como a "ativação" do aparelho. Geralmente, a mordida de construção é obtida com a mandíbula protruída para uma relação de incisivos de borda a borda e com uma folga interincisal de 2 mm. A reativação pode ser necessária para alguns pacientes com overjet extremo, onde não é possível atingir uma postura de borda a borda inicialmente. O espaço inter-oclusal posterior deve ser de aproximadamente 5-6 mm na região do primeiro pré-molar. Uma abertura vertical inadequada permite que a mandíbula caia para trás, posteriormente, e uma relação mandibular correcta não pode ser mantida.

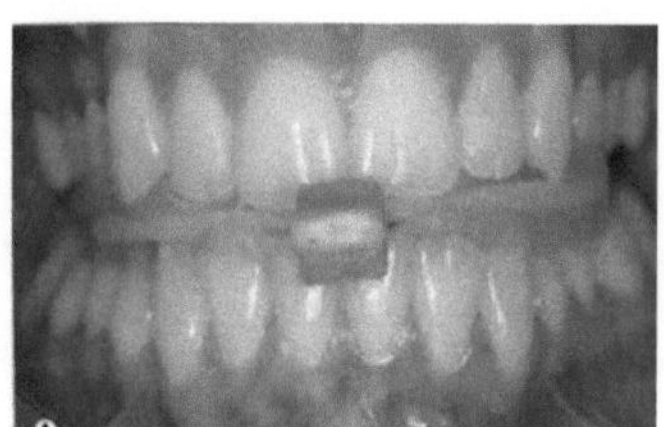

Durante esta fase, o paciente deve ser visto periodicamente. A colagem inicial do aparelho aos dentes é, por vezes, recomendada para ultrapassar problemas de co-operação[5,6] . A dimensão vertical é controlada pelo ajuste incremental dos blocos de mordida oclusal para permitir a erupção dos dentes posteriores inferiores e a intrusão dos dentes posteriores superiores (Figura 3). No final desta fase, a oclusão distal, a sobremordida e o overjet devem estar totalmente corrigidos com contactos oclusais de três pontos nas regiões incisais e molares. O tempo médio de tratamento ativo é de seis a nove meses.

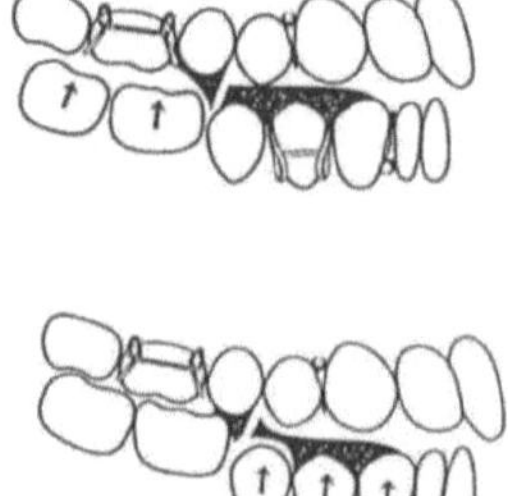

Ajuste do bloco de mordida oclusal para permitir a erupção dos dentes posteriores inferiores (Clark, 1995)

Etapa 2: Fase de apoio

O objetivo é manter a relação antero-posterior corrigida e permitir o assentamento do segmento vestibular em interdigitação total. O tempo médio de tratamento é de 3 a 6 meses, o que depende muito do processo de erupção. É necessário o uso do aparelho a tempo inteiro.

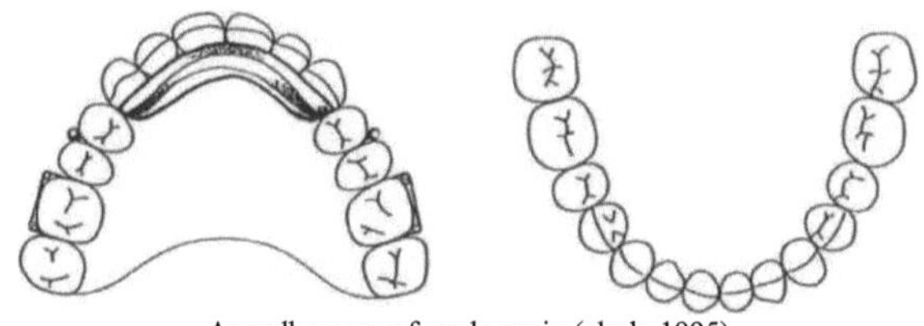
Aparelho para a fase de apoio (clark ,1995)

Placa superior:

1. Parte retentiva: fechos delta nos primeiros molares superiores e fechos bola entre os primeiros e segundos pré-molares.

2. Plano inclinado anterior para envolver os incisivos e caninos inferiores

Placa inferior: nenhuma

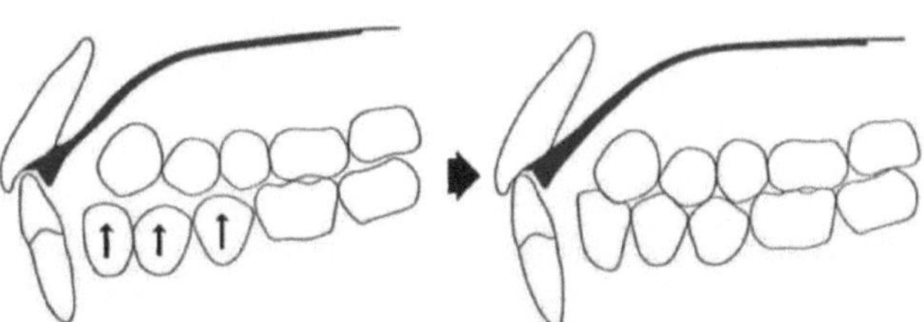
Assentamento do segmento vestibular durante a fase de suporte (Clark,1995)

Outros tipos de aparelhos, como o Waveney Goal Post Appliance, que é um aparelho Hawley com estrutura de arame palatino para encaixar os incisivos inferiores[7] ou o Rick-A-Nator Appliance, que é uma forma de plano inclinado fixo[6], também são recomendados como aparelhos alternativos para a fase de suporte.

Fase 3: Retenção

O aparelho superior utilizado na fase 2 é usado apenas durante a noite, quando a oclusão está completamente estabelecida. O tempo recomendado para esta fase é de 9 meses. No final do tratamento, a aparência facial e o selamento labial devem ser melhorados.

GESTÃO CLÍNICA

Etapa 1 - Fase ativa

1st visita

- Aliviar o aparelho ligeiramente para lingual em relação aos incisivos inferiores para evitar irritação gengival.
- O sobressalto é medido
- Os grampos são ajustados de forma a manter os aparelhos firmemente na sua posição sem afetar a margem gengival.
- O arco labial deve estar fora do contacto com os incisivos
- O médico deve também verificar se o doente morde confortavelmente numa mordida protrusiva.

2nd visita - Após 10 dias

- O desconforto inicial deve ser resolvido
- A motivação do doente é reforçada
- O doente deve rodar o parafuso sob supervisão. Parafuso da linha média superior - deve ser dado um quarto de volta por semana
- Verificar se o doente está a colocar a mandíbula confortavelmente para a frente. Se o doente não estiver a conseguir postar-se para a frente de forma consistente, o médico deve reduzir a ativação cortando ligeiramente os planos inclinados.

Correção da sobremordida

- Casos de mordida profunda - o bloco de mordida superior deve ser aparado ocluso-distalmente com uma folga de 1 mm dos molares inferiores para permitir a erupção e reduzir a sobremordida através do aumento da altura facial anterior inferior.
- Casos de sobremordida reduzida - não deve ser feito nenhum corte.

3rd visita - após 4 semanas

- O sobressalto deve ser medido
- A oclusão deve ser verificada para correção do segmento bucal
- É anotado o grau de redução da sobremordida
- O arco labial deve estar fora de contacto

- O molar inferior não deve tocar no bloco de mordida
- Verificar o funcionamento dos parafusos e ajustar os fechos.

4th visita - após 6 semanas

- Verificar a oclusão e o overjet
- Aparar o bloco de mordida superior
- Uma correção constante da oclusão distal e a redução da sobressaliência devem ocorrer com a erupção simultânea do molar inferior para reduzir a sobremordida.

Seleção de casos.

Os critérios ideais para um tratamento simples com o aparelho Twin Block são

Unidade completa Angle Classe II divisão 1 maloclusão com 10-12 mm. overjet.

- Dentições não apinhadas com boa forma de arco. Recomenda-se o ajuste da largura da arcada posterior e o alinhamento dentário antes do tratamento com Twin Block[8] .
- Sobremordida profunda com altura facial anterior inferior curta ou normal.
- Melhoria do perfil facial quando a mandíbula está em posição avançada.
- Coincidência com o surto de crescimento pubertário.

Vantagens do aparelho Twin Block

1. O aparelho Twin Block é menos volumoso e mais fácil de usar do que a maioria dos outros aparelhos funcionais, como o Regulador de Função (FR) ou o Harvold Activator, que são volumosos e demoram alguns dias para que os pacientes se ajustem e os usem confortavelmente.

2. O aparelho Twin Block melhora a aparência do paciente logo após a colocação do aparelho. Embora outros tipos de aparelhos funcionais também mudem a posição mandibular anteriormente, o seu volume muitas vezes faz com que o paciente pareça "muito cheio ou gordo" com o aparelho na boca.

3. O aparelho Twin Block interfere minimamente com a fala e a alimentação e é confortável de usar, pelo que pode ser usado 24 horas por dia. No entanto, é necessário praticar no início do tratamento.

4. O aparelho Twin Block permite que a mandíbula se mova lateralmente, enquanto a maioria dos aparelhos funcionais não o faz.

5. O Twin Block tem um fio anterior mínimo, pelo que é menos visível ao falar ou ao sorrir.

6. A integração com aparelhos fixos ou tração extra-oral é conveniente[9] .

7. A reativação do aparelho é simples e pode ser efectuada ao lado da cadeira.

Desvantagens do aparelho Twin Block

1. O Twin Block é um aparelho que se baseia nos dentes e que se acredita gerar mais alterações dento-alveolares do que os aparelhos que se baseiam nos tecidos [10,11]

2. O aparelho requer a retenção dos dentes. Uma retenção adequada pode não ser possível em dentes curtos, parcialmente erupcionados ou móveis.

3. A placa inferior é pequena, o que pode levar a problemas de retenção, especialmente durante a dentição de transição. Mais recentemente, a placa inferior foi modificada com uma extensão de volta para o lado lingual dos primeiros molares para melhorar a retenção [12,13].

4. A placa inferior pode ser quebrada facilmente na região da linha média.

5. A mordida aberta posterior que ocorre durante a fase ativa requer normalmente um aparelho fixo para a interdigitação completa dos dentes posteriores.

O Twin Block é amplamente utilizado para a correção de más oclusões de Classe II divisão 1 ou Classe II divisão 2 em crianças em crescimento. No entanto, Clark[5] também relatou o sucesso na utilização do aparelho para corrigir más oclusões complexas, tais como más oclusões de Classe III, assimetria facial, disfunção da ATM ou mesmo más oclusões graves de Classe II em pacientes que não estão a crescer.

Embora o aparelho Twin Block seja ideal para o tratamento de casos de sobremordida profunda com altura facial anterior inferior curta,[14] recomendou o Clark Twin Block para o tratamento de más oclusões moderadas de Classe II divisão 1 com mordida aberta anterior. Orton (1990) afirmou que o aparelho induz mordida aberta posterior e é menos apropriado para casos de mordida profunda.

Blocos duplos standard [5,12,13,15,16]

Os blocos duplos standard são adequados para o tratamento de más oclusões de classe II, divisão I, não apinhadas, com boas formas de arcada e sobressaliência suficientemente grande para permitir uma translação para a frente sem restrições da mandíbula para correção total da oclusão distal. Os pacientes com más oclusões de classe II, divisão I, normalmente têm arcadas superiores estreitas, com as arcadas inferiores em oclusão distal. Durante o tratamento, um parafuso de linha média é rotineiramente incluído no aparelho superior para uma expansão compensatória na arcada superior para acomodar a arcada inferior à medida que a mandíbula se desloca para frente. O desenho padrão dos blocos duplos tem, portanto, uma provisão para a expansão da linha média. Os planos inclinados são posicionados mesialmente aos primeiros molares superiores e inferiores, com o bloco superior cobrindo os molares superiores e os segundos pré-molares ou molares decíduos. Os blocos inferiores não devem estender-se totalmente até à distal do segundo pré-molar ou molar decíduo.

O aparelho superior tem grampos delta nos primeiros molares superiores; grampos esféricos adicionais podem ser colocados interdentalmente, distal aos caninos, ou entre os pré-molares ou molares decíduos. O aparelho inferior é um bloco de mordida simples com grampos delta nos primeiros pré-molares e grampos mesiais aos caninos.

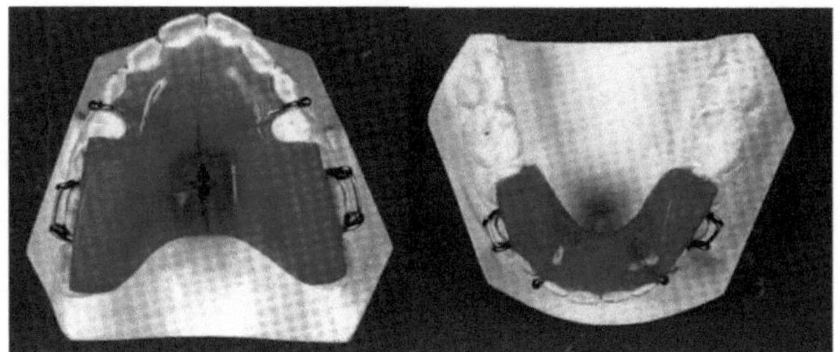

Blocos duplos standard

CONCEPÇÃO E CONSTRUÇÃO DE APARELHOS

Do ponto de vista do paciente, dois factores na conceção do aparelho são o conforto e a estética.

Os aparelhos Twin Block são suportados pelos dentes e pelos tecidos. Para limitar os movimentos individuais dos dentes, os aparelhos são concebidos para ligar os dentes como unidades de ancoragem. Na arcada inferior, os grampos periféricos e a cobertura oclusal permitem um controlo 3 D dos dentes de ancoragem e limitam a inclinação e a deslocação de cada dente. Na arcada inferior, a ancoragem é aumentada por grampos nos segmentos vestibular e labial. Os grampos de extremidade esférica mesial ao canino inferior são utilizados para controlar o segmento labial inferior.

Evolução do design dos aparelhos

Os primeiros desenhos de blocos gémeos têm

- Um parafuso na linha média para expandir a arcada superior.
- Blocos de mordida oclusal.
- Fechos nos molares e pré-molares superiores.

- Fechos nos pré-molares e incisivos inferiores
- Um arco labial para retrair os incisivos superiores,
- Molas para mover dentes individuais e para melhorar a forma da arcada, conforme necessário.
- Previsão de tração extra-oral em alguns casos

Desenvolvimento do fecho delta

Se forças ortopédicas forem aplicadas a aparelhos removíveis, o método de fixação é o mais importante. O fecho delta foi desenhado por Clark em 1985 para melhorar a fixação de blocos duplos. O fecho Adams requer, portanto, um ajuste de rotina em cada consulta para melhorar a retenção. É semelhante, em princípio, ao fecho modificado em forma de ponta de flecha, mas incorpora novas características para melhorar a retenção, minimizar o ajuste e reduzir a fadiga do metal, diminuindo assim a quebra.

As setas permitem que o fecho se abra ligeiramente com a inserção e remoção repetidas. O fecho Adams requer ajustes de rotina em cada consulta para melhorar a retenção. O ajuste repetido aumenta o risco de fadiga do metal.

O fecho delta mantém a forma básica do fecho Adams com as suas marcas interdentais, anéis de retenção e ponte vestibular. A diferença essencial está nas alças de retenção, que têm a forma de um triângulo fechado, ao contrário da alça aberta, em forma de V, do fecho de Adams. Dois métodos de retenção podem ser usados com o fecho delta, dependendo da forma do dente. O vértice do triângulo pode ser direcionado para a área interdentária mesial ou distal, ou a base do triângulo pode ser adaptada contra a superfície do dente para formar uma linha de contacto.

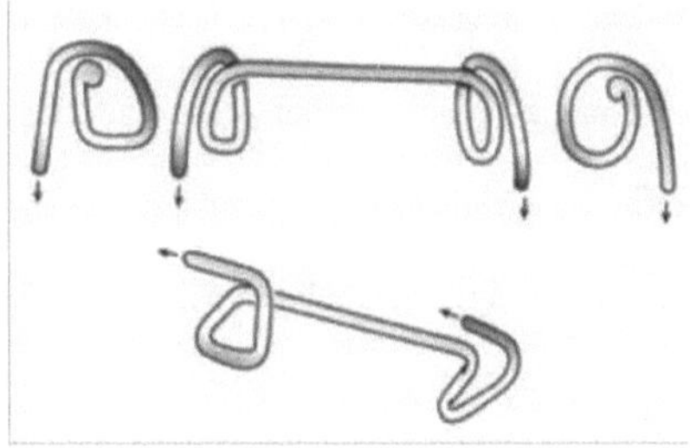

Fecho delta

Os laços de retenção eram originalmente triangulares. Modificações posteriores produziram anéis circulares que são mais fáceis de construir; ambos os tipos de anéis têm propriedades de retenção semelhantes. As alças circulares podem ser ajustadas para passar para o espaço interdentário nos casos em que os dentes não têm uma forma favorável nos contornos mesiovestibular e distovestibular.

A vantagem dos anéis triangulares ou circulares é que o fecho não se abre com a inserção e remoção repetidas e, por conseguinte, mantém uma melhor retenção e requer menos ajustes. O fecho proporciona uma excelente retenção nos pré-molares inferiores e pode ser utilizado na maioria dos dentes posteriores.

Construção do fecho delta.

O fecho delta é construído com fio de aço inoxidável de 0,70 ou 0,75 mm. Os alicates apropriados para construir o fecho delta incluem os alicates universais Adams, que são de bico fino com bicos quadrados ou alicates de "bico de pássaro".

Podem ser utilizados dois métodos possíveis de construção para o fecho delta, de acordo com a área de retenção planeada. A ansa retentiva pode ser angulada para seguir a curvatura do dente em rebaixos mesiais e distais. Este desenho é apropriado se o dente tiver uma forma favorável com bons cortes inferiores mesiais e distais. No entanto, se os dentes individuais não tiverem uma forma favorável, os melhores cortes inferiores encontram-se interdentalmente abaixo dos pontos de contacto dos dentes adjacentes.

A cabeça de seta circular

A forma do fecho pode ser simplificada utilizando pontas de seta circulares. As pontas de seta circulares não precisam de ser excessivamente pequenas; devem ter um tamanho suficiente para encaixar nos rebaixos interdentários ou mesial e distal e ainda manter pelo menos 1 mm de espaço entre a ponte do fecho e a superfície vestibular do dente

Na dentição permanente, os grampos delta são rotineiramente colocados nos primeiros molares superiores e nos primeiros pré-molares inferiores. O grampo delta também pode ser usado em molares decíduos.

Arco labial

Se o arco labial encostar nos incisivos superiores durante a correção funcional, observa-se que o overjet foi reduzido pela retração dos incisivos superiores, resultando numa sobrecorrecção da angulação dos incisivos. O arco labial teve, portanto, de ser ajustado na visita ao consultório para evitar o contacto com o incisivo superior.

Se um arco labial for incluído no desenho do aparelho e for ativado prematuramente para retrair os incisivos superiores, actua como uma barreira e limita a correção funcional pelo avanço mandibular. A retração prematura dos incisivos superiores reduz a possibilidade de correção funcional através do avanço mandibular. Um arco labial não é, portanto, necessário na maioria dos casos, a menos que seja necessário posicionar incisivos severamente proclinados na vertical. Mesmo assim, não deve ser ativado até que a relação do segmento vestibular esteja totalmente corrigida para uma relação de classe I e a correção funcional esteja completa.

Um bom selamento labial desenvolve-se frequentemente durante o tratamento com blocos duplos sem a necessidade de quaisquer exercícios labiais. O paciente deve formar um bom selamento anterior quando o aparelho é usado. Os lábios actuam de forma semelhante a um arco labial e a pressão labial é eficaz no posicionamento vertical dos incisivos superiores, tornando o arco labial redundante.

Construção em bloco duplo

Um bom conjunto de impressões e uma mordedura de construção precisa são necessários para a construção exacta do aparelho.

A placa de base.

A placa de base e os blocos de mordida oclusal podem ser fabricados em acrílico termocurado ou termocurado a frio. A principal vantagem do acrílico termocurado é a sua resistência adicional.

O acrílico de cura a frio tem a vantagem da rapidez e da comodidade, mas sacrifica a resistência e a precisão. As desvantagens do acrílico de cura a frio podem ser ultrapassadas através da utilização de blocos pré-formados feitos de um acrílico de boa qualidade curado pelo calor.

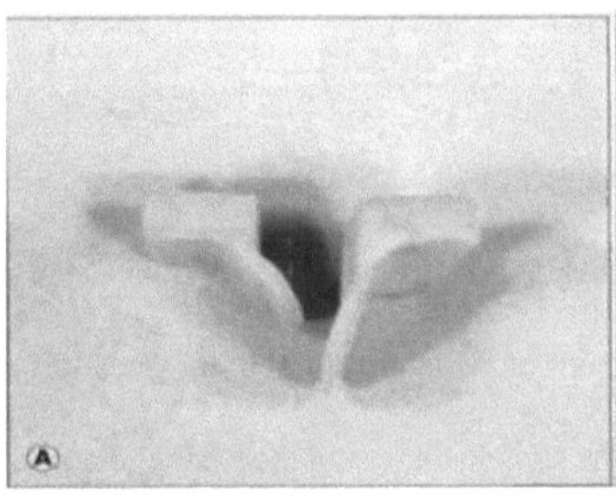

blocos de mordida curados pelo calor

Planos oclusais inclinados.

A posição e a angulação dos planos inclinados oclusais são cruciais para a eficiência na correção das relações das arcadas. Na maioria dos casos, os planos inclinados são angulados a 70 graus em relação ao plano oclusal, e esta angulação é normalmente eficaz para guiar a mandíbula para a oclusão numa posição avançada. A posição do plano inclinado é determinada pelo bloco inferior. O plano inclinado deve estar livre do contacto da superfície mesial com o molar inferior, que deve estar livre para irromper sem obstruções para reduzir a sobremordida excessiva. O plano inclinado no bloco de mordida inferior é angulado a partir da superfície mesial do segundo pré-molar. O bloco inferior não se estende para distal até à crista marginal do segundo pré-molar inferior ou do molar decíduo para permitir que o bordo de ataque do plano inclinado no aparelho superior seja posicionado mesialmente ao primeiro molar inferior, não obstruindo assim a erupção.

O bloco de mordida do plano oclusal plano passa para a frente sobre o primeiro pré-molar para se tornar mais fino bucolingualmente na região do canino inferior. A espessura total dos blocos não tem de ser mantida na região dos caninos. A redução do volume nesta área é importante porque a fala é melhorada ao permitir a liberdade de movimento da língua na área fonética. Como a região dos caninos pode ser a parte mais vulnerável do aparelho, o flange lingual do aparelho inferior, na linha média, deve ser suficientemente espesso para fornecer resistência adequada para evitar quebras.

O plano inclinado superior é angulado desde a superfície mesial do segundo pré-molar superior até à superfície mesial do primeiro molar superior. A porção oclusal plana passa então distalmente sobre os restantes dentes posteriores em forma de cunha, reduzindo a sua espessura à medida que se estende para distal

Como a arcada superior é mais larga do que a inferior, apenas as cúspides linguais dos dentes posteriores superiores precisam de ser cobertas em vez de toda a superfície oclusal. Esta cobertura limitada torna os grampos mais flexíveis e permite o acesso aos fios interdentários dos grampos para ajuste. Blocos alinhados em ângulo reto com a linha média da arcada.

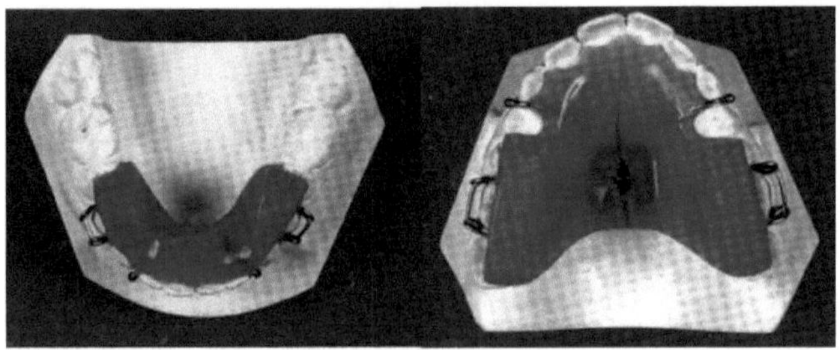

Planos inclinados oclusais

Angulação dos planos inclinados.

A angulação normal dos planos inclinados a 70 graus em relação ao plano oclusal revelou-se adequada na maioria dos casos.

Nos aparelhos twin block mais antigos, o bloco de mordida articulava-se num ângulo de 90 graus, forçando o paciente a fazer um esforço consciente para ocluir numa posição para a frente. Alguns pacientes não conseguiam manter consistentemente uma postura para frente, o que permitia que a mandíbula retrocedesse para sua posição original de oclusão distal. Nas fases iniciais do tratamento, observou-se que estes doentes não tinham uma postura correcta e, como resultado, desenvolveram-se mordidas abertas posteriores à medida que os blocos de mordida ocluíam nas suas superfícies oclusais planas. Para além de desenvolverem mordidas abertas posteriores, estes pacientes não fizeram um progresso normal na correção sagital. A primeira modificação definiu a angulação dos blocos de mordida em 45 graus em relação ao plano oclusal para guiar a mandíbula para frente. Esta modificação foi imediatamente bem sucedida, e o progresso melhorou nos pacientes que anteriormente não conseguiam manter as suas posturas mandibulares para a frente.

Um componente igual de força para baixo e para a frente é aplicado na dentição inferior por planos inclinados com um ângulo de 45 graus em relação ao plano oclusal. Tendo isto em conta, os clínicos escolheram o ângulo mais acentuado de 70 graus em relação ao plano oclusal para aplicar uma componente de força mais horizontal, argumentando que essa força pode encorajar um crescimento mandibular mais horizontal. Se o doente tiver dificuldade em manter uma postura para a frente, a ativação pode ser reduzida cortando os planos inclinados para reduzir a quantidade de protrusão mandibular, permitindo assim que o doente mantenha uma postura para a frente.

Histórico funcional do aparelho

A terapia com aparelhos funcionais é uma área de interesse atual na comunidade ortodôntica norte-americana. Estes aparelhos são utilizados para orientar o crescimento facial e permitir o desenvolvimento dentário. Os aparelhos funcionais são utilizados há muito tempo na Europa. Eles proporcionaram uma maneira acessível de corrigir ou melhorar até mesmo deformidades dentofaciais graves. Na América do Norte, tem havido muito ceticismo em relação aos aparelhos funcionais, mas as opiniões têm vindo a mudar lentamente e estes aparelhos têm tido uma utilização e popularidade crescentes nos últimos vinte anos. [17]

Muitos desenhos têm sido usados, mas a principal caraterística desses aparelhos é a postura da mandíbula numa posição mais favorável. A teoria da matriz funcional de Moss (1969)[18] sugere que a criação de forças funcionais nessa posição deve estimular os centros de crescimento craniofacial a se acomodarem com a alteração na forma. Acredita-se que, para maximizar o potencial de alterações esqueléticas no crescimento, o desenho do aparelho deve minimizar o contacto com os dentes. A postura da mandíbula requer atividade muscular. À medida que os músculos se cansam, a mandíbula tende a apoiar-se no aparelho. Isso cria forças que tendem a mover os dentes para camuflar a discrepância esquelética. A vantagem de utilizar um aparelho removível é que o desenho das extensões acrílicas permite a possibilidade de grandes áreas de contacto com a mucosa. O contacto com a mucosa pode ajudar a absorver algumas das forças à medida que os músculos se cansam, reduzindo assim as forças sentidas pelos dentes. Quanto menor for a alteração ortodôntica, maior será o potencial de efeitos ortopédicos.

A maioria dos aparelhos funcionais pode ser construída para posicionar a mandíbula para frente para a correção da Classe II ou criar uma pressão posterior empurrando a mandíbula para trás para a correção da Classe III. Na discussão dos aparelhos que se segue, serão descritos os modelos de Classe II. Muitos aparelhos funcionais também incorporam características de desenho para alterar as pressões sofridas por cada dente para realizar movimentos dentários limitados. Essas modificações podem ser adaptadas a casos individuais, conforme necessário.

O tratamento com aparelhos funcionais tem sido proposto por indivíduos desde o início deste século ou mesmo desde o final do século XIX. Ao longo do tempo, houve uma evolução nos desenhos. Catlan, em Espanha, e Kingsley, nos Estados Unidos, utilizavam um plano de mordida anterior inclinado para induzir a mandíbula a assumir uma postura anterior e "saltar" a mordida. Robin, em 1902, defendeu o aparelho monobloco para expandir as arcadas superior e inferior e posicionar a mandíbula para frente com um único aparelho removível. Em 1910, Andresen desenvolveu o seu aparelho, derivado do desenho monobloco de uma peça, com planos inclinados ao longo dos flanges linguais, sobre os quais os dentes deslizam para guiar a mandíbula para a protrusão. [19]

O activator é um derivado do aparelho de Andresen e foi provavelmente mais popularizado por Harvold[20] . As principais modificações deste aparelho são: cobertura acrílica dos incisivos inferiores, extensão das abas linguais para contactar o máximo possível com o mucoperiósteo da mandíbula, com superfícies lisas e consideráveis prateleiras de mordida oclusal, que são planas em relação às pontas das cúspides.

Nas décadas de 1950 e 60, foram introduzidos outros exemplos de aparelhos removíveis de peça única, incluindo: o bionator e o Frankel. O bionator é uma versão mais pequena do activator. Este aparelho foi desenvolvido por Balters. Uma flange lingual de acrílico é utilizada para guiar a mandíbula com um arco labial de arame e um arco bucinador frequentemente incluídos no desenho. [17] . O aparelho de Frankel difere dos outros aparelhos funcionais em termos de design e filosofia. É feito para entrar em contacto com as superfícies da mucosa com um contacto mínimo com os dentes. Os escudos de acrílico no vestíbulo são construídos para remover as pressões do lábio inferior e da bochecha, o que permite a expansão para essas áreas. A flange acrílica lingual entra em contacto com a mucosa lingual dos incisivos inferiores, o que permite adiantar a mandíbula. As protecções acrílicas são ligadas com fios. [21]

Os aparelhos funcionais têm tido problemas de cooperação, uma vez que são geralmente muito volumosos e interferem com a fala. As crianças têm dificuldade em adaptar-se a eles e a maioria dos modelos tem de ser retirada para comer. Este facto leva frequentemente a que se recomendem planos de utilização a tempo parcial para muitos dos aparelhos.

Recentemente, tornou-se popular uma nova geração de aparelhos funcionais fixos. Isto evita a questão da conformidade. Estes aparelhos são mais simples do que os tipos amovíveis e não interferem com a fala. Alguns exemplos incluem o Herbst, Mara e Jasper Jumper. O aparelho Herbst foi estudado mais extensivamente por Ruf e Pancherz. A principal desvantagem desses aparelhos é que eles são fixados apenas nos dentes. Conseqüentemente, a dentição é exposta a maiores forças e é muito mais provável que se desloque. O maior deslocamento dos dentes limita a correção esquelética que pode ser gerada.

O desenho do aparelho twin block é um sistema de duas placas interligadas e tem sido o mais promovido por Clark desde 1982. O aparelho maxilar é construído com cobertura palatina e grampos para retenção. O aparelho mandibular tem um flange lingual na parte anterior e também prende os dentes. As duas peças encaixam-se através de blocos de mordida que cobrem as superfícies oclusais dos dentes posteriores. Os blocos de mordida encontram-se ao longo de um plano inclinado de aproximadamente 70 graus. É este encaixe ao longo do plano inclinado que posiciona a mandíbula para a frente. Os blocos de mordida presentes neste desenho permitem um ajuste conveniente para que as alterações verticais ocorram simultaneamente com as alterações antero-posteriores. Este aparelho é mais bem tolerado do que os outros aparelhos funcionais amovíveis, pois interfere menos com a fala e permite uma amplitude de movimento mandibular quase total.

Todos esses aparelhos mantêm a mandíbula numa postura para frente, mas diferem em aspectos fundamentais. O volume do aparelho, a facilidade de acomodação, o grau de controlo vertical e o impacto na dentição são considerações essenciais na seleção do aparelho.

MODIFICAÇÃO

1. Bloco duplo McNamara [16]

O Dr. James McNamara, da Universidade de Michigan, modificou o Twin Block adicionando acrílico ao arco labial inferior para uma retenção adicional. O aparelho também utiliza um fecho de bola na arcada inferior para retenção. Os parafusos de expansão podem ser adicionados à arcada superior ou inferior se for necessário o desenvolvimento da arcada lateral.

Modificação McNamara A Great Lakes recomenda modificações ao Twin Block desenvolvido pelo Dr. James A. McNamara: A placa superior tem dois parafusos de expansão para estabilidade durante o desenvolvimento transversal, e almofadas oclusais que cobrem os molares. O acrílico lingual inferior é estendido distalmente até o último dente com um fio de suporte lingual, e um arco labial com acrílico é adicionado, tornando o aparelho mais estável e retentivo. A placa inferior inclui almofadas oclusais para cobrir os bicúspides inferiores. Estas placas fazem uma interface em ângulos de 70° e colocam a mandíbula numa posição avançada.

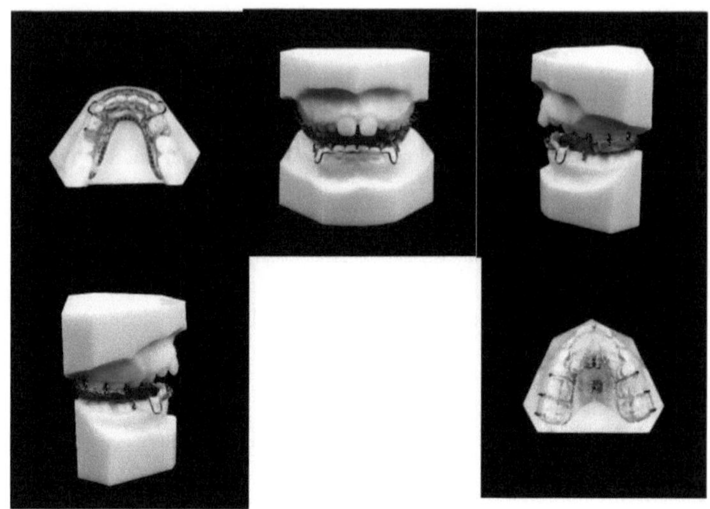

Bloco duplo McNamara

2. Blocos gémeos Upper Schwarz/Lower Jackson [16]

Os parafusos podem ser incorporados nos Twin Blocks superiores e inferiores para desenvolver a forma de arco na dentição mista. Isto permite o controlo independente da largura da arcada em ambas as arcadas para melhorar o apinhamento anterior ou corrigir a mordida cruzada posterior. Pode ser utilizado um arco transpalatino superior ou um desenho Jackson inferior como alternativa aos parafusos para o desenvolvimento do arco

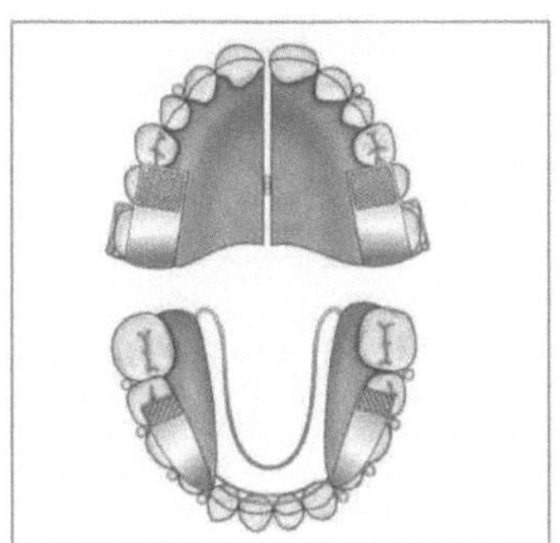

Bloco duplo Schwarz superior/ Jackson inferior

3. Blocos duplos para abrir a mordida [16]

Este modelo de aparelho pode ser utilizado em ambas as arcadas para avançar os incisivos superiores e inferiores retroinclinados e para abrir a mordida no tratamento da retrusão bimaxilar

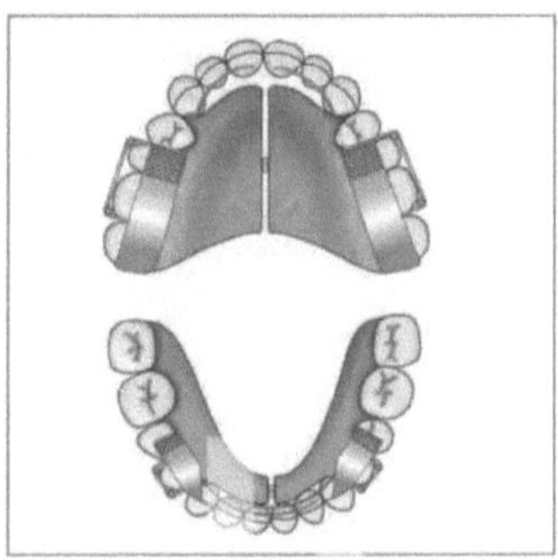

Twin Block para abrir a mordida e avançar os dentes anteriores; avanço das molas e incisivo inferior

4. Blocos duplos para fechar a mordida aberta anterior [16]

Os Twin Blocks foram concebidos para fechar uma mordida aberta anterior através da aplicação de uma força intrusiva nos dentes posteriores. O contacto oclusal dos blocos de mordida em todos os dentes posteriores é essencial para evitar a erupção, que abriria a mordida. Aplicam-se princípios semelhantes na conceção de aparelhos superiores e inferiores para atingir estes objectivos

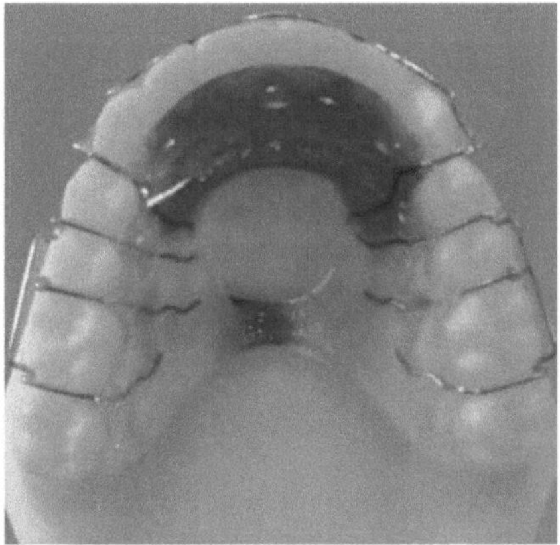

Plano inclinado anterior modificado com área livre de palato para controlar o impulso da língua.

5. Bloco duplo com spinner [16]

Um arco labial pode ser adicionado para verticalizar os incisivos superiores proclinados e ajudar a reduzir a mordida aberta anterior. O impulso da língua pode ser controlado através da adição de um spinner ou de um protetor de língua. Em alguns casos, ambos podem ser indicados. Podem ser tomadas medidas no aparelho de suporte para controlar o impulso da língua, utilizando um plano inclinado anterior modificado com uma área alvo sem palato para o impulso da língua

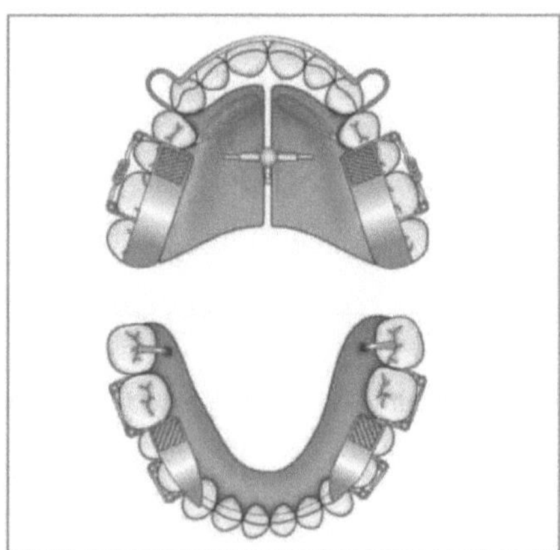

Spinner para controlar o impulso da língua com grampos no molar inferior e apoios oclusais no segundo molar para controlar a erupção.

Grampos molares com tubo EOT para adição de tração extra-oral de tração alta, se necessário

6. Fio Reto Concorrente e Terapia do Bloco Gémeo - Dr. Gary Baker [16]

Uma abordagem alternativa é iniciar o tratamento com aparelhos fixos, corrigindo a forma da arcada e aplicando torque para corrigir a angulação dos incisivos antes de colocar Twin Blocks, que são integrados com a técnica de fio reto. Esta é uma modificação útil da técnica, e que muitos profissionais apreciariam. O relato a seguir é baseado no material fornecido pelo Dr. Gary Baker e é ilustrado por pacientes tratados em seu consultório dentário em Vancouver, Canadá.

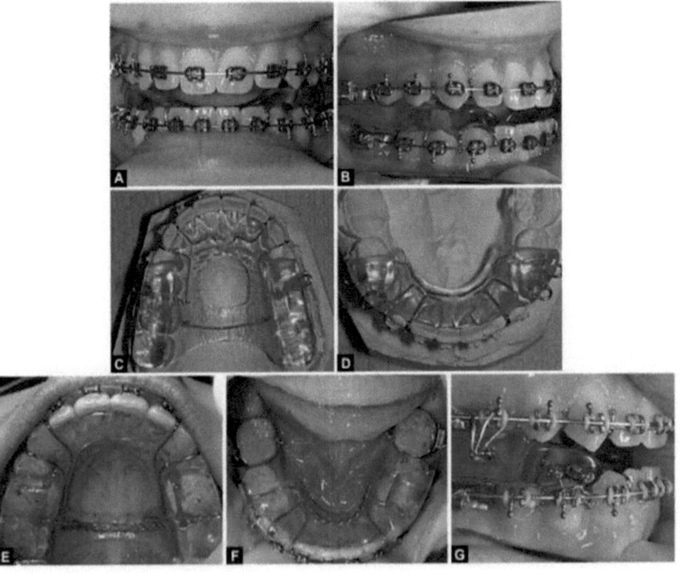

A abordagem da técnica de terapia Twin Block com fio reto simultâneo.

(A) Mx alinhado com fio 0,021, 0,025 e Md com fio 0,020 na inserção inicial dos aparelhos;

(B) Mx 028 fechos de bola mesial ao Mx 6s e mesial e distal ao Mx 3s. Md 028 fechos de bola mesial e distal de Md 3s e Md 4s;

(C e D) Aparelhos fixos no local para 2 6s e mesial e distal para Mx 3s. Fechos de bola Md 028 Imesial e;

(E) Design de palato aberto para facilidade de utilização e para facilitar a língua e a liberdade de expressão;

(F)O aparelho Md estende-se distalmente a 2 m da fonação e distalmente ao Mx 3s. Md; (G) As alças são ligadas aos braquetes e ao fio com ligaduras metálicas de 0,009. A abordagem da técnica de terapia Twin Block com fio reto concomitante.

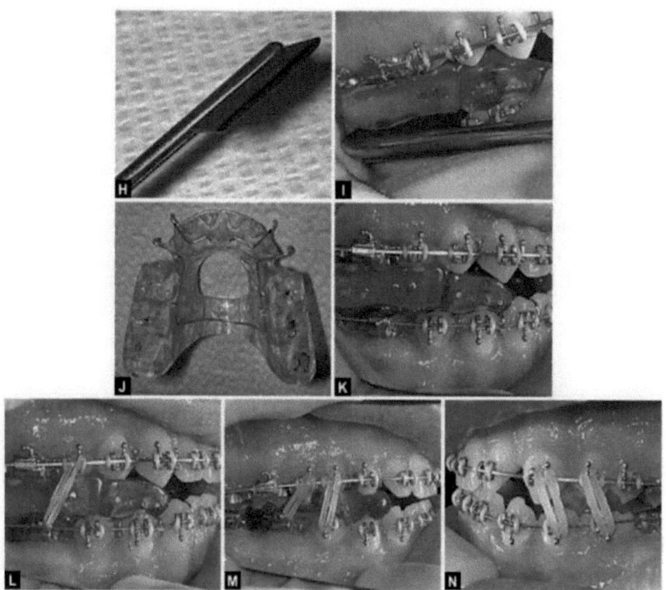

(H e I) Após o período de amaciamento, as almofadas Mx são aliviadas

mensalmente utilizando papel de articulação espesso de espessura dupla colocado distalmente à almofada Md;

(J) As almofadas Mx são marcadas e aliviadas até o papel deixar de ficar marcado nas almofadas. Broca acrílica em forma de barril utilizada numa peça de mão de baixa velocidade;

(K) É criada uma folga de aproximadamente 1-1,5 mm. Note a ligação metálica Md 4/4 sob o fio entrançado 0175 estendido até aos molares;

(L) Elásticos intra-arco inicialmente usados de Mx 5s para Md 6s para previsivelmente erupcionar 6s inferiores;

(M) Quando os 6s inferiores estão maioritariamente em contacto com os Mx 5s e 6s, é acrescentado um elástico adicional do Mx 4s ao Md 5s. Acrílico transparente à volta do Md 5s para permitir esta erupção;

(N) Os aparelhos foram então descontinuados; elásticos de Mx 3s e 4s para Md 4s e 5s para completar o encerramento dentário.

7. BLOCOS DUPLOS FIXOS [16]

Há mais de vinte anos que o autor tem a intenção de produzir blocos gémeos fixos. Este é um desenho inicial do conceito preparado pelo autor em 1990. Este não é o desenho final, mas o conceito permanece o mesmo, para integrar técnicas ortodônticas e ortopédicas funcionais na correção da má oclusão

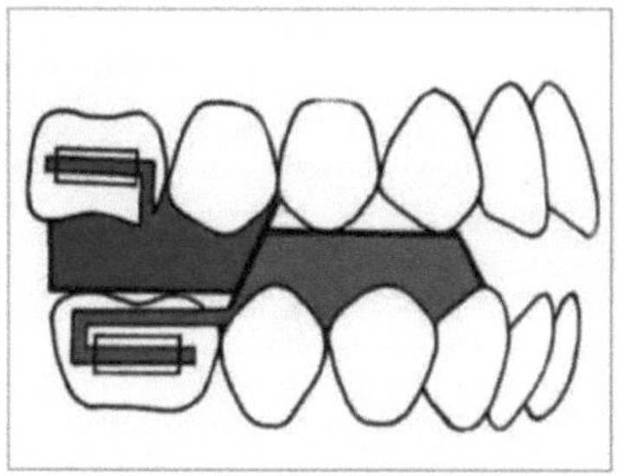

Protótipo de bloco duplo fixo datado de 1990

EVOLUÇÃO DOS BLOCOS GÉMEOS FIXOS FASE 1-2008

Blocos oclusais pré-formados A conceção dos blocos duplos fixos foi alterada ao longo de um período de oito anos, evoluindo à luz da experiência e adaptando-se a um padrão de mudança da tecnologia e da prática clínica.

Em 2008, o primeiro desenho de blocos pré-formados foi baseado na

fixação em bandas de molares usando um acessório de lâmina inserido numa bainha lingual. Os blocos cobriam as superfícies oclusais e linguais dos dentes, deixando as superfícies vestibulares livres para a fixação dos braquetes. Sentiu-se que a fixação das bandas molares era necessária para melhorar a estabilidade. Os blocos foram verificados e ajustados em modelos antes de serem colocados na boca

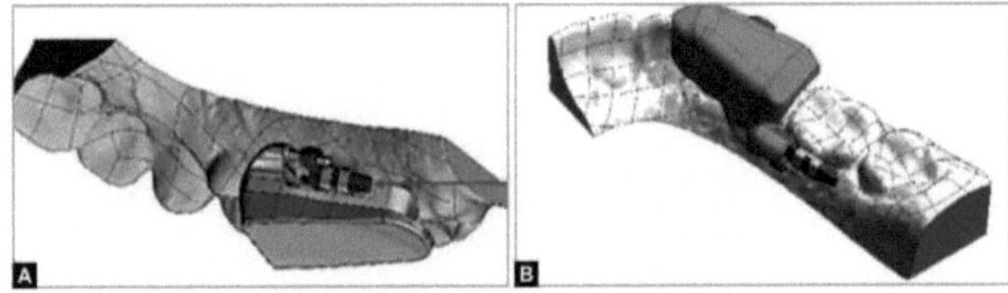

Phase Fixed Twin Block foram fixados a uma bainha lingual em bandas molares

FASE 2-2010: ELIMINA A FIXAÇÃO DAS BANDAS MOLARES

Esta alteração no design reflectiu o abandono das bandas molares em favor dos tubos bucais colados. Os blocos superiores e inferiores são colados diretamente aos dentes. Os blocos são projectados para cobrir as superfícies lingual e oclusal dos dentes, deixando as superfícies vestibulares livres para a fixação de brackets colados. O conceito era integrar a terapia fixa e funcional.

Os blocos superiores cobrem o segundo pré-molar e estendem-se distalmente até à região do segundo mok. Os blocos inferiores cobrem os pré-molares, com extensões linguais no canino e no primeiro molar. Foi fixada uma corrente elástica aos botões vestibulares e o excesso de compósito fluiu para os rebaixos interdentários para proporcionar estabilidade e fixação adicionais na superfície vestibular.

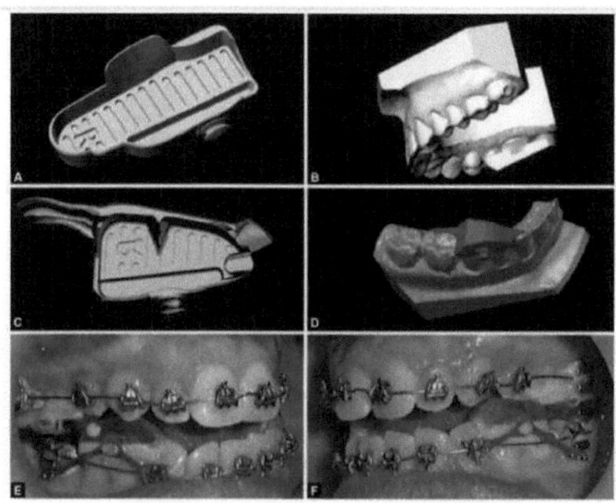

A,B bloco superior

C,D bloco inferior

E,F Os blocos são colados com aparelhos fixos

FASE 3-2014: A SOLUÇÃO DEFINITIVA

Novos desenhos para blocos duplos fixos Estes desenhos esquemáticos ilustram um novo conceito no desenho de blocos duplos fixos. São adicionadas extensões bucais para melhorar a estabilidade e a fixação dos blocos pré-formados. Os blocos encaixam sobre os dentes e são preenchidos com material Triad para um ajuste preciso. A técnica é semelhante à construção de uma coroa ou ponte provisória e pode ser utilizada como uma técnica direta ou indireta, depois de verificar primeiro o ajuste dos blocos em modelos

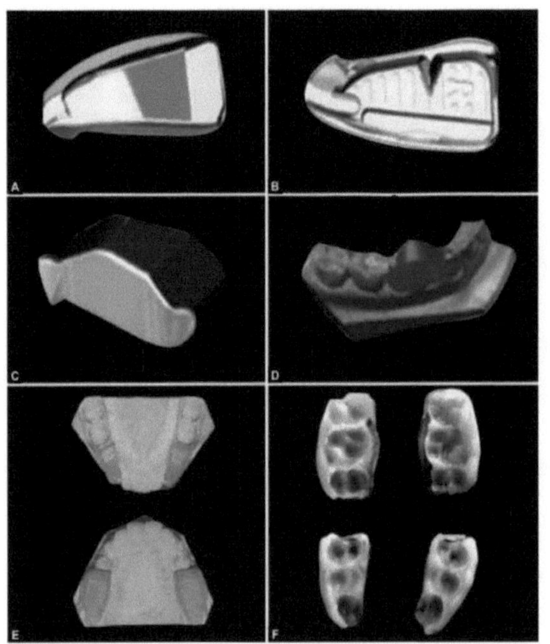

BLOCOS GÉMEOS FIXOS FASE 3-2014

A solução definitiva para a terapia funcional fixa

Os blocos gémeos fixos evoluíram ao longo de um período de 15 anos. A experiência adquirida com a utilização das versões anteriores permitiu ao autor aperfeiçoar progressivamente a técnica. Finalmente, um novo desenho evoluiu para resolver todos os objectivos de combinar terapia fixa e funcional. Os blocos oclusais pré-formados cobrem as superfícies lingual, oclusal e vestibular dos dentes superiores e inferiores. Estarão disponíveis em 3 tamanhos, grande, médio e pequeno, com um protocolo simples para aplicação clínica ou por técnica indireta em laboratórios de ortodontia. Atualmente, estão disponíveis novos materiais para unir o metal ao plástico. Isto permite que os blocos sejam personalizados com a adição de tubos vestibulares, para que a correção ortodôntica dos segmentos vestibulares possa ser feita em simultâneo com o avanço mandibular funcional.

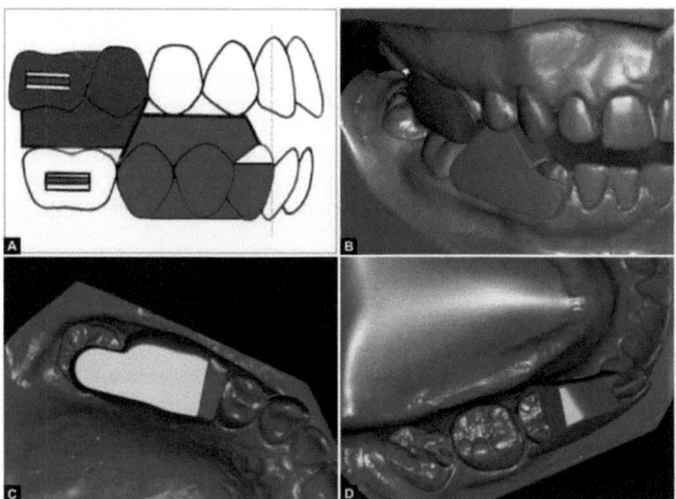

(A) Diagrama dos blocos superior e inferior com tubos vestibulares adicionados para integração com aparelhos fixos; (B a D) Os blocos superior e inferior são colocados em modelos para verificar o ajuste e a oclusão antes do preenchimento com o material Triad e transferência para a boca. O bloco inferior estende-se mesialmente para encaixar o canino inferior.

8. BLOCOS GÉMEOS "BREATHE EASY [16]

O plano oclusal inclinado é um mecanismo ideal para abrir a mordida e guiar a mandíbula e a língua para a frente para melhorar as vias respiratórias.

Investigações recentes confirmam que os Twin Blocks aumentam comprovadamente a via aérea faríngea em doentes hipodivergentes, normodivergentes e hiperdivergentes.

Os Breathe Easy Twin Blocks são aparelhos superiores e inferiores separados que permitem a liberdade de movimento da mandíbula, como alternativa à gama de aparelhos de uma só peça que restringem a função normal. Quando utilizados para corrigir uma má oclusão de Classe II, os Twin Blocks podem ser usados a tempo inteiro, incluindo para comer, sem interromper a função normal ou afetar a fala. Trata-se de uma abordagem "amiga do paciente" que utiliza aparelhos estéticos e confortáveis e é ideal para o tratamento da apneia do sono e de outros distúrbios respiratórios diurnos devidos a uma via aérea restrita. Os Breathe Easy Twin Blocks podem ser usados de dia ou de noite para o tratamento da apneia do sono. O uso noturno é eficaz no controlo do ressonar e o uso diurno pode ajudar os doentes com perturbações do sono mais graves associadas a uma via aérea restrita. Podem ser adicionados botões para que os elásticos sejam usados durante a noite, se necessário. Os condutores de veículos motorizados que sofrem de apneia do sono podem usar estes aparelhos confortavelmente de dia ou de noite para evitar acidentes durante a condução

(A e B) Os Breathe Easy Twin Blocks utilizam o plano oclusal inclinado para posicionar a mandíbula para baixo e para a frente, a fim de eliminar o ressonar e melhorar as vias respiratórias: (C e D) Podem ser adicionados botões para elásticos a utilizar à noite, se necessário.

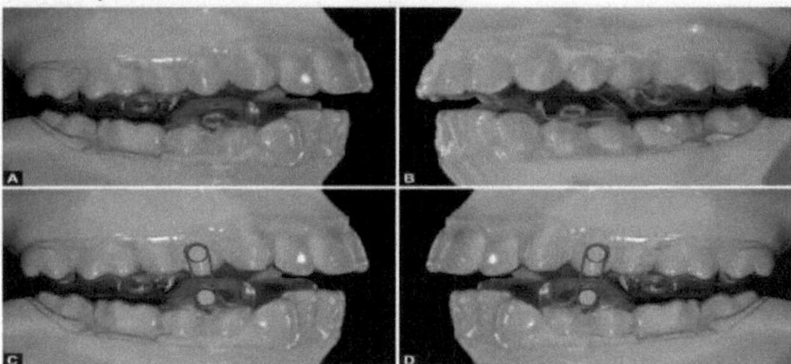

9. Bloco duplo com fecho de Adams [56]

Tinham grampos Adams nos primeiros molares e primeiros pré-molares superiores e inferiores, e grampos esféricos no segmento vestibular inferior para maximizar a retenção. Os planos inclinados íngremes foram construídos a 70° em relação ao plano oclusal. O bloco superior continha um parafuso de expansão na linha média.

O aparelho tinha fechos Adams e fechos de bola para retenção, bem como um arco labial

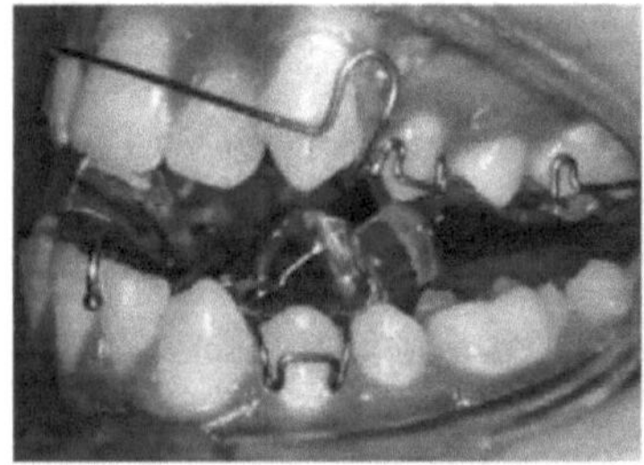

10. Bloco duplo com espigões de aperto [56]

O aparelho tinha esporões de torção nos incisivos centrais superiores, tubos de arnês situados junto aos segundos pré-molares superiores e arnês de tração alta, 400 g por lado, usado 120 horas por semana

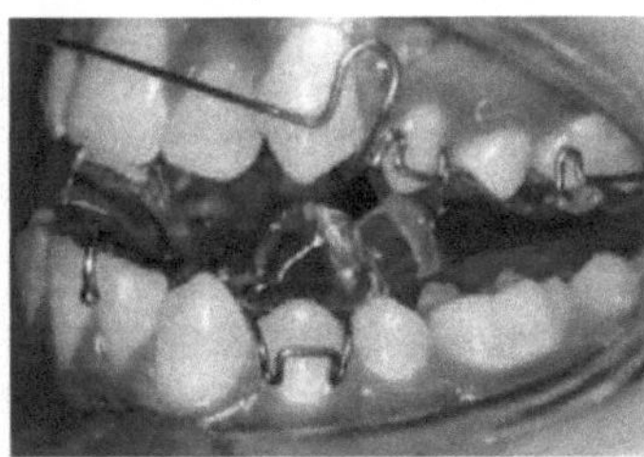

11.Aparelho sagital de bloco duplo [16]

Aparelho Twin Block Sagittal O desenvolvimento da arcada sagital é necessário quando os incisivos superiores ou inferiores estão retroinclinados com sobremordida profunda. Tal como o nome indica, o aparelho sagital Twin Block foi concebido principalmente para o desenvolvimento antero-posterior da arcada, através do posicionamento de dois parafusos que estão alinhados antero-posteriormente no palato. Também é possível efetuar algum movimento oblíquo, compensando a angulação dos parafusos para obter um componente adicional de expansão vestibular. Normalmente, os parafusos palatinos são angulados para conduzir os segmentos posteriores superiores distalmente ao longo da linha da arcada.

O posicionamento ântero-posterior dos parafusos e a localização dos cortes determinam se o aparelho atua principalmente para movimentar os dentes anteriores superiores labialmente ou para distalizar os dentes posteriores superiores. A posição do corte anterior determina quantos dentes são incluídos no segmento anterior. Se apenas os incisivos centrais estiverem retroinclinados, um corte distal aos incisivos centrais moverá apenas estes dentes labialmente ou, alternativamente, os incisivos laterais também podem ser avançados, colocando o corte distal aos incisivos laterais. Os dentes incisivos são então colocados contra os dentes posteriores para avançar o segmento vestibular

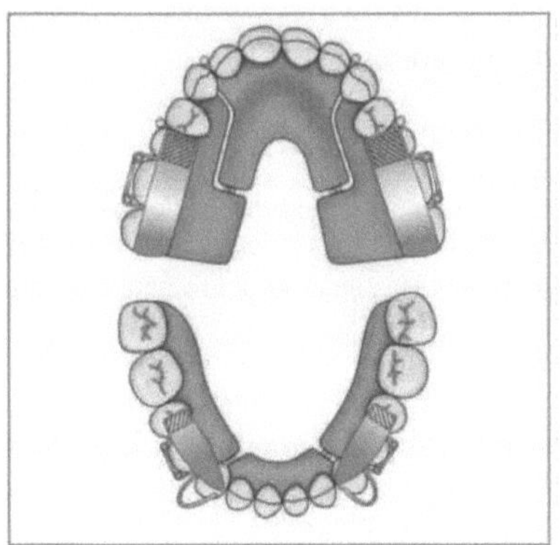

Aparelho sagital de bloco duplo

Em casos com desenvolvimento assimétrico da arcada, se for necessário mais movimento distal unilateralmente, o parafuso de um lado pode ser mais ativado do que o do outro. Se o corte for posicionado distalmente aos caninos ou pré-molares, a distalização dos dentes posteriores aumenta proporcionalmente ao número de dentes incluídos como ancoragem no segmento anterior

O aparelho sagital Twin Block inferior aplica princípios semelhantes na arcada inferior. Para avançar o segmento labial inferior, são colocados parafusos curvos na região do canino inferior, ou para abrir espaços pré-molares, são colocados parafusos rectos na região do segundo pré-molar.

12. Bloco duplo de três parafusos [16]

Muitos casos requerem uma combinação de desenvolvimento transversal e sagital. Um parafuso de três vias incorpora dois parafusos numa única caixa e permite a ativação independente para a expansão transversal e sagital, embora seja bastante volumoso na parte anterior do palato e, por isso, interfira com a fala. O aparelho sagital de três parafusos atinge este objetivo com um parafuso adicional na linha média, que pode ser posicionado anterior ou posteriormente no palato para atingir um objetivo semelhante.

Em alternativa, um parafuso de linha média pode ser combinado com fios linguais para avançar e alinhar os incisivos superiores e inferiores

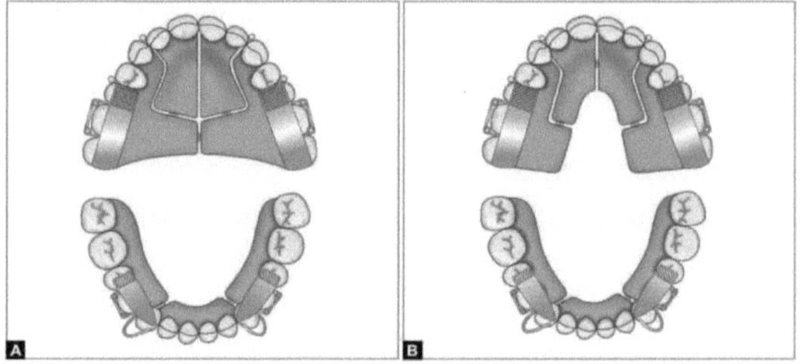

a) Aparelho sagital superior de três parafusos com parafuso da linha média posterior

b) Aparelho sagital superior de três parafusos com parafuso na linha média anterior

13. Bloco duplo de parafuso de três vias [16]

o parafuso de três vias combina o desenvolvimento transversal e sagital da arcada. Este parafuso incorpora dois parafusos alojados numa única unidade e operados independentemente para expandir nas dimensões transversal e sagital. O parafuso de três vias deve ser posicionado na linha média atrás dos dentes anteriores. Tem a desvantagem de ser volumoso para acomodar nesta área, mas é eficaz se o paciente tolerar o volume na parte anterior do palato

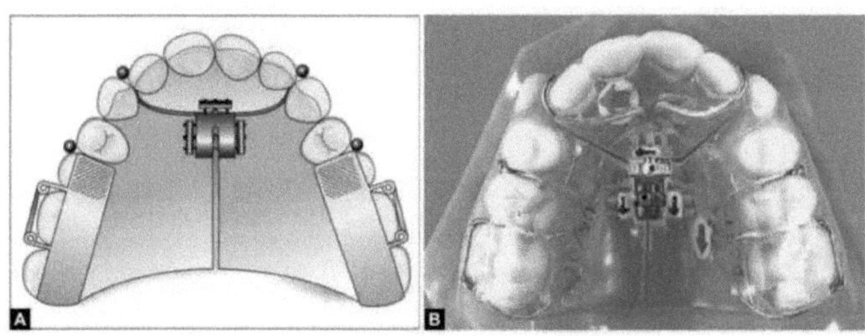

parafuso de três vias para o desenvolvimento combinado do arco transversal e antero-posterior

14. Blocos duplos invertidos [16]

A posição dos blocos de mordida é invertida em comparação com a do Twin Blocks para o tratamento da má oclusão de Classe II. Os blocos oclusais no aparelho superior são posicionados sobre os molares decíduos para ocluir distalmente com blocos colocados sobre os primeiros molares permanentes inferiores.

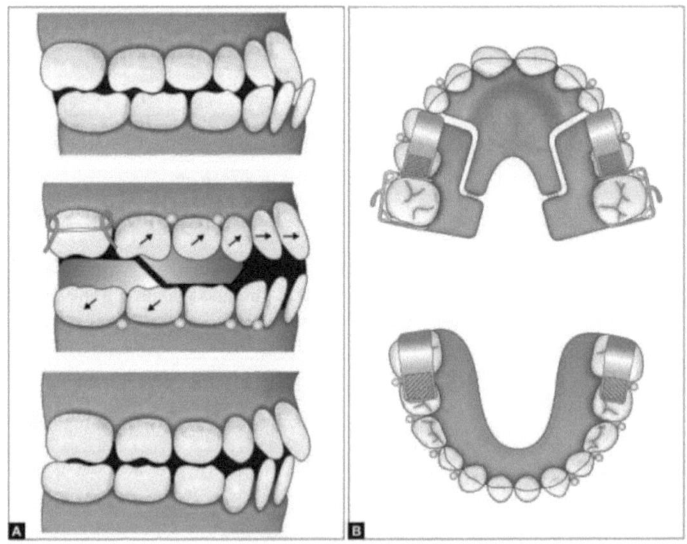

Blocos duplos invertidos

15. Blocos duplos invertidos com protecções labiais [16]

Para melhorar o movimento para a frente do segmento labial superior, podem ser adicionados protetores labiais para apoiar o lábio superior afastado dos incisivos com uma ação semelhante à do Frankel III. As almofadas labiais não precisam de ser unidas na linha média, desde que sejam transportadas em fios de calibre pesado que sejam auto-suficientes para manter as almofadas afastadas das gengivas, a fim de evitar a irritação gengival. É importante fixar as almofadas labiais no segmento anterior do aparelho, de modo a que estas avancem quando os parafusos são abertos, caso contrário as almofadas ficam comprimidas contra a gengiva no segmento labial. Além disso, podem ser ajustados para a frente, afastando-se das gengivas à medida que os incisivos avançam.

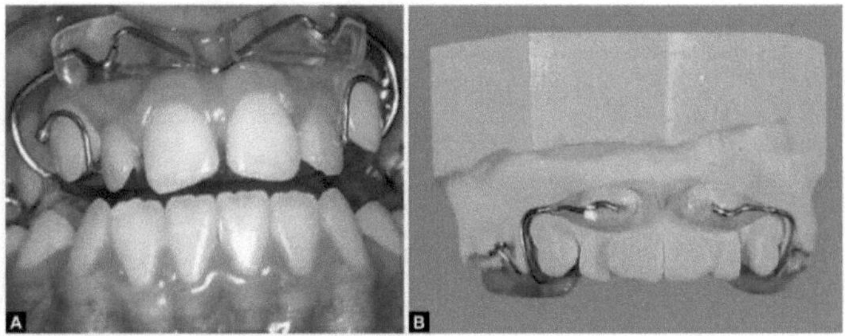

As almofadas labiais têm de ser apoiadas sem as gengivas. A ação é semelhante à das almofadas do lábio superior no Frankel III

16. MÁSCARA FACIAL TWIN BLOCK COM PUXÃO INVERTIDO [16]

A máscara facial de tração inversa aplica um componente adicional de força ortopédica para avançar a maxila por tração elástica (Delaire, 1971, 1976; Delaire et al., 1972; Petit, 1982, 1983, 1984, 1991; McNamara, 1987, 1993).

Esse mecanismo pode ser acoplado ao Twin Block superior para maximizar o componente anterior da força sobre o maxilar, convertendo a técnica num sistema ortopédico funcional. A adição da expansão de três vias no desenho do aparelho melhora o tratamento da deficiência maxilar. Os parafusos sagitais cortados anteriormente aos molares superiores têm o efeito de aumentar a ativação dos planos inclinados para avançar o segmento pré-maxilar, impulsionando os blocos distalmente contra a resistência dos planos inclinados inferiores.

A força elástica aplicada deve ser aumentada gradualmente a partir do momento em que a máscara facial é colocada e à medida que o doente se adapta à pressão. Recomenda-se uma pressão inicial utilizando elásticos bilaterais de 3/8 in, 8 oz durante as primeiras 2 semanas. A força pode então ser aumentada utilizando elásticos de 1/2 pol., 14 oz, e mais tarde até um máximo de elásticos de 5/16 pol., 14 oz. Se o paciente sentir dor ou irritação nos tecidos moles, a força do elástico deve ser reduzida para um nível mais confortável.

A máscara facial é mais eficaz se for usada durante um curto período de 4-6 meses, utilizando forças pesadas.

As forças funcionais adicionais tornam desnecessário o uso da máscara facial durante o dia e podem ser aplicadas como uma força auxiliar nocturna.

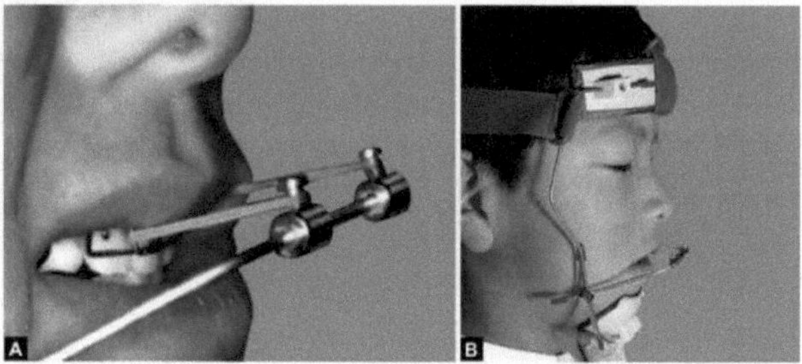

Um exemplo de máscara facial para avanço maxilar

17. Bloco duplo na assimetria facial - Cortesia: Dr. Dilip Patel e seu paciente em Rajkot, Gujarat [16]

Esta rapariga tem uma má oclusão de Classe III assimétrica com uma mordida cruzada unilateral e um maxilar severamente contraído e apinhado. Não há espaço suficiente para a erupção dos segundos pré-molares e caninos superiores e os primeiros molares superiores deslocaram-se mesialmente e estão severamente rodados. A vista facial confirma uma assimetria consistente com a má oclusão.

Foi utilizado um Twin Block sagital invertido para desenvolver o maxilar com dois parafusos divergentes para incorporar alguma expansão da largura do molar superior para ajudar a corrigir a mordida cruzada. A mordida de construção sobrecorrigiu as linhas médias para contrariar a assimetria. Os parafusos foram cortados mesialmente aos molares para abrir os espaços pré-molares. Foram colocadas almofadas acrílicas labialmente para evitar a inclinação dos incisivos.

Após 8 meses de tratamento, há espaço disponível para a erupção dos pré-molares e a mordida cruzada melhorou. Isto não foi conseguido através do movimento distal dos molares superiores, uma vez que este foi resistido pelo plano inclinado do Twin Block inferior. O efeito dos parafusos sagitais é o avanço do segmento labial superior sem inclinação dos incisivos superiores. As forças de oclusão foram utilizadas para auxiliar o desenvolvimento sagital e transversal da arcada maxilar.

A deslocação mandibular e a assimetria melhoraram visivelmente após 6 meses

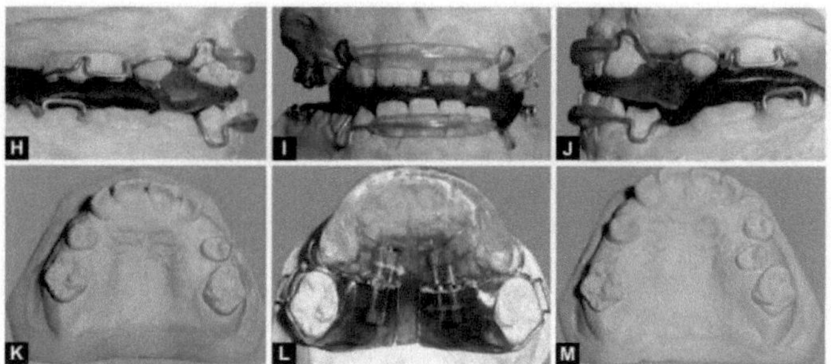

(H a J) O desenho do aparelho inclui almofadas labiais para evitar a inclinação dos incisivos; (K a M) Vista oclusal da arcada superior antes e depois do tratamento e do desenho sagital do aparelho;

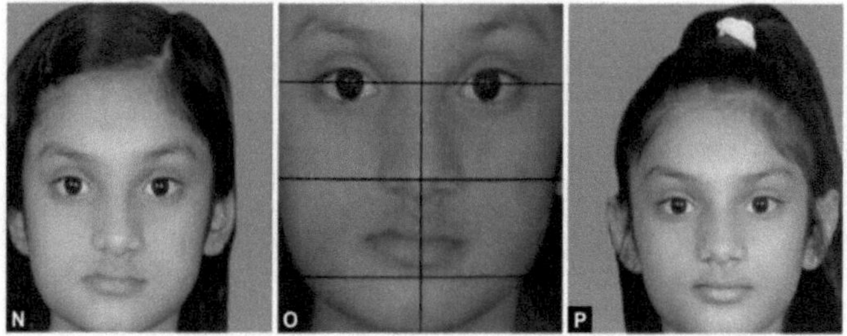

(N a P) Vistas faciais antes e depois do tratamento para mostrar a correção da assimetria

18. Aparelho de bloco duplo Crozat (Crozat, 1920) [16]

O aparelho Twin Block Crozat (Crozat, 1920) é uma alternativa útil e adequada para o tratamento de adultos com cobertura palatina e lingual mínima. Este aparelho requer um ajuste cuidadoso para manter a simetria.

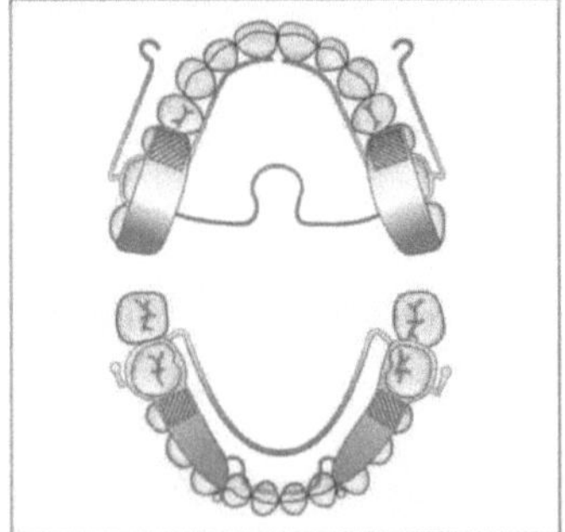

Aparelhos Twin Block Crozat

19. Aparelhos Twin Block e Schwarz- (Schwarz & Gratzinger, 1966) [16]

Os aparelhos Schwarz superior e inferior (Schwarz & Gratzinger, 1966) eram comumente usados no passado para o desenvolvimento transversal na dentição mista. Atualmente é possível combinar o desenvolvimento transversal da arcada simultaneamente com a correção sagital e vertical das relações da arcada, através da combinação dos aparelhos Twin Block e Schwarz

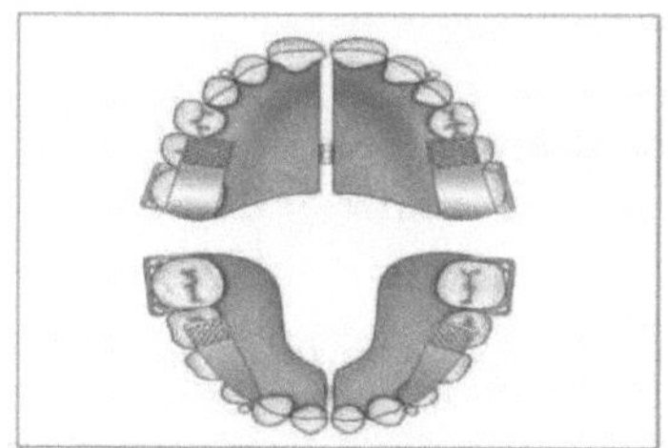

Aparelhos Twin Block Schwarz na dentição mista

20. MAGNATIC TWIN BLOCK- Darendeliler e Joho (1993)[24,25]

Twin Blocks através da adição de ímanes de atração aos planos inclinados oclusais, utilizando a força magnética como mecanismo de ativação para maximizar a resposta ortopédica ao tratamento. Darendeliler e Joho (1993) descreveram aparelhos semelhantes que se baseiam essencialmente no Twin Block magnético.

O autor utilizou ímanes de atração de terras raras em cinco situações clínicas diferentes, descritas a seguir.

1 Má oclusão de Classe II divisão 1 com um grande overjet: 1. Isto resultou numa correção mais rápida da oclusão distal do que seria normalmente esperado sem ímanes. Após 1 mês de tratamento, o overjet reduziu de 10 mm para 6 mm, e após 2 meses de tratamento, foi observada uma nova redução para 2 mm.

2. Relação residual ligeira do segmento vestibular da Classe II: Este problema estava a revelar-se difícil de resolver e era principalmente um problema unilateral. Foram utilizados planos magnéticos inclinados para acelerar a correção da relação do segmento vestibular para uma relação de "super Classe I", que foi rapidamente alcançada.

3. Má oclusão ligeira de Classe II divisão 1 com um overjet de 7 mm: O paciente não estava a conseguir posicionar-se consistentemente para a frente com os Twin Blocks convencionais e, como resultado, estava a fazer progressos lentos. A adição de ímanes de atração melhorou visivelmente o contacto oclusal nos blocos de mordida e, consequentemente, o progresso melhorou. Os pacientes com musculatura fraca não respondem à terapia funcional, porque não fazem o esforço muscular necessário para encaixar o aparelho ativamente, ocluindo nos planos inclinados. Parece que os ímanes de atração podem beneficiar este tipo de pacientes, aumentando a frequência de contactos oclusais favoráveis.

4. **Paciente adulto Classe II unilateral com dor na articulação temporomandibular**: Foram colocados ímanes unilateralmente para corrigir a deslocação mandibular para o lado afetado. Esta medida foi imediatamente eficaz na resolução dos sintomas, e a correção oclusal está a produzir uma resolução do problema a longo prazo.

5. **A má oclusão esquelética de Classe III com mordida cruzada persistente não foi resolvida com a mecânica convencional:** Foram utilizados Twin Blocks magnéticos de Classe III para aplicar forças ortopédicas para corrigir o deslocamento mandibular e para avançar a maxila, com um componente adicional de expansão sagital. Isto foi eficaz na resolução rápida do deslocamento mandibular. A resposta inicial à correção da Classe III é excelente.

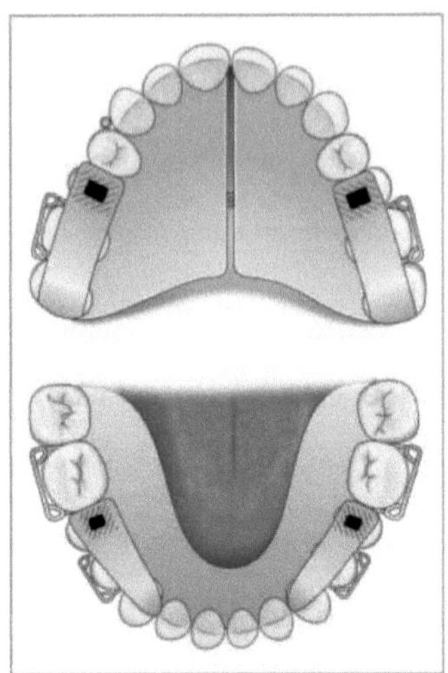

Os Magnetic Twin Blocks podem acelerar o ritmo da correção

6. **Tratamento da assimetria facial A força magnética** pode ser utilizada para contrariar a ação muscular assimétrica no desenvolvimento da assimetria facial. A deslocação mandibular responde rapidamente à correção com ímanes de atração nos planos inclinados oclusais do lado ativo. O lado não ativo pode ser ativado em menor grau para encorajar a correção da linha central.

21. Bloqueio neuromuscular duplo por Jay W. Gerber (1995) [26]

Este bloco com banda (Twin Block) foi desenvolvido pela primeira vez em 1995 por Jay W. Gerber. O bloco com bandas Gerber foi introduzido para ultrapassar os defeitos dos aparelhos do tipo Herbst e de muitos outros correctores fixos de classe II. Aparelho feito de fio de aço inoxidável que incorpora bandas ortodônticas na superestrutura que fornece suporte para os blocos de acrílico mandibular ou maxilar. Os blocos de acrílico são semelhantes aos encontrados nos aparelhos Clark originais. A diferença é que os cantos ou bordos laterais do acrílico são ligeiramente adaptados à função neuromuscular, tal como defendido por Jinkerson.

Este autor defende o uso de um Rickinator fixo (planos de mordida maxilar fixos) ou Rickinator Plus como aparelho de acompanhamento. Estes planos de mordida maxilares fixos permitem um suporte controlado da correção antero-posterior derivada dos "blocos" e actuam como aparelho de suporte na correção vertical.

O Rickinator Plus estabiliza a nova posição da mandíbula. Após quatro a seis meses de tratamento, os Banded Blocks superior e inferior são removidos e o aparelho Rickinator Plus é imediatamente colocado usando os attachments lingual Wilson 3-D.

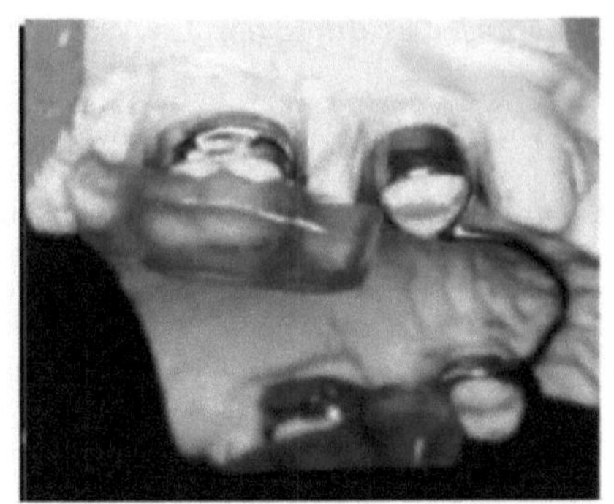

22.Sistema de avanço de parafuso para ativação progressiva - Carmichael e Banks (1999) [16]

Este sistema de avanço de parafuso foi concebido por Carmichael e Banks (1999). A cabeça do parafuso tem uma forma cónica que funciona como um plano inclinado. O parafuso pode ser ativado nas visitas de ajuste e são colocados espaçadores para suportar o aumento da ativação. Este conceito é útil no tratamento do crescimento vertical na má oclusão de Classe II, quando as activações mais pequenas são mais facilmente toleradas pelos pacientes. Este parafuso não é tão espesso como o desenho de Geserick para ser incorporado nos blocos.

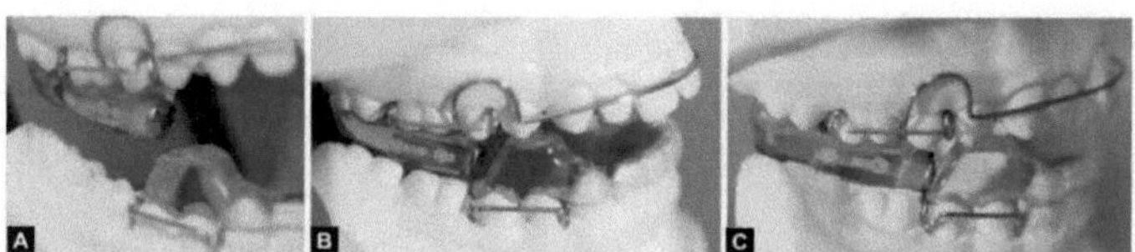

O sistema de avanço do parafuso concebido por Carmichael e Bank para ativação progressiva

23. redução gradual do overjet com um aparelho Twin-Block modificado - Banks e Carmichae (1999) [27]

Devido à restrição do movimento protrusivo mandibular do paciente, o aparelho foi construído com um avanço mínimo de mordida de 3mm. As reactivações foram feitas adicionando espaçadores bilaterais de 3mm, 3mm e 2mm ao aparelho maxilar em intervalos de seis a oito semanas, até que o overjet fosse reduzido a zero. Os parafusos de avanço mais longos, de 16mm, foram necessários para a ativação final.

A fase ativa do aparelho twin-block durou sete meses. O uso em tempo integral foi continuado por mais dois meses, durante os quais os primeiros bicúspides maxilares foram extraídos. Em seguida, foram colocados aparelhos Roth .022" pré-ajustados. Os aparelhos fixos foram removidos após 17 meses, para um tempo total de tratamento ativo de 24 meses. Foram então colocadas as contenções Hawley superior e inferior fixas multistranded

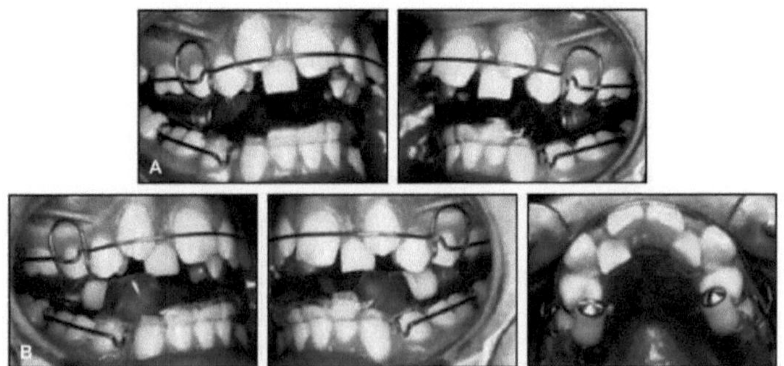

Bloco duplo com avanço inicial da mordida de 3 mm. B. Após sete meses de tratamento, com mais avanços na mordida feitos com a adição de espaçadores de 3 mm, 3 mm e 2

mm bilateralmente.

24. Reverse Twin Blocks com parafuso oclusal - pelo Dr. Geserick (1999) [16]

Uma modificação recente foi descrita (Carmichael, Banks, & Chadwick, 1999) para permitir o avanço progressivo controlado do Twin Block. O mecanismo de ativação utiliza um parafuso cónico instalado numa caixa incorporada no bloco superior. Um kit de laboratório inclui componentes para instalação e alinhamento e é apoiado por um kit de cadeira com espaçadores cilíndricos de co-polímero de diferentes tamanhos para avanço progressivo.

No tratamento da sobremordida profunda, a colocação de um parafuso oclusal não permite o corte do bloco superior para permitir a erupção dos molares inferiores. Este facto constitui uma desvantagem.

As indicações seguintes são indicações de utilização:

- O avanço gradual pode ser utilizado para facilitar a reativação no tratamento de grandes sobrejactos
- A ativação unilateral pode ser utilizada para corrigir o desenvolvimento mandibular assimétrico
- Os pacientes com padrões de crescimento vertical tendem a ter uma musculatura fraca e não são capazes de tolerar grandes avanços mandibulares. Nestes casos, o avanço mandibular gradual pode ser mais eficaz
- É possível efetuar ajustamentos mais pequenos para melhorar a tolerância do doente
- Um avanço mais gradual pode ser mais fisiológico, a nível celular, e pode

produzir uma melhor resposta mandibular

- Um parafuso oclusal da Forestadent tem um raio de ação de 6 mm para ativação progressiva de Reverse Twin Blocks .

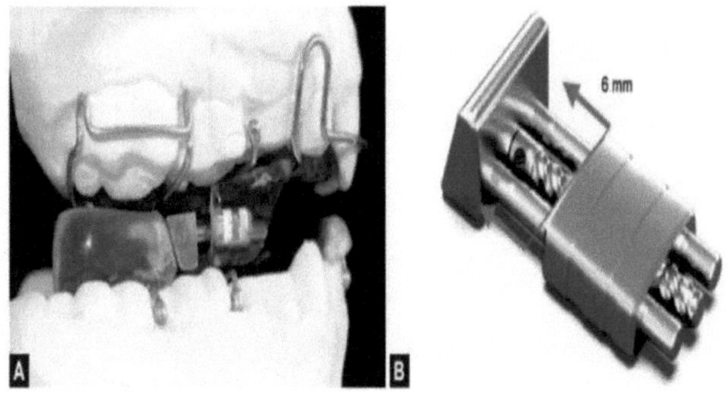

(A) Reverse Twin Blocks com parafuso oclusal para ativação progressiva;

(B) O parafuso tem um alcance de ativação de 6 mm. (Desenvolvido pelo Dr. Geserick - disponível em Forestadent).

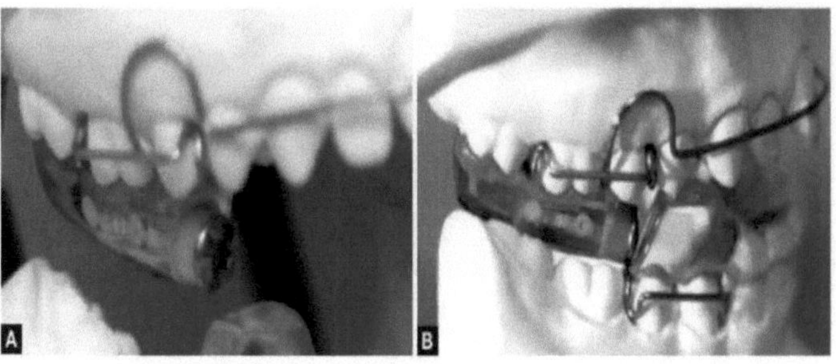

Mecanismo de avanço do parafuso (Carmichael, Banks, & Chadwick, 1999)

25. Bloco duplo modificado para a classe ii div 2- F. M. V. DYER (2001) [28]

Ambos os aparelhos são modificações do Clark Twin Block (Clark, 1982). Possuem grampos de Adams nos primeiros molares e primeiros pré-molares superiores e inferiores (caninos superiores no primeiro caso), e grampos com extremidades esféricas no segmento vestibular inferior. O bloco superior contém um parafuso de expansão na linha média. Os planos inclinados são construídos a 70 graus em relação ao plano oclusal. O avanço, se necessário, é efectuado através da adição de pequenas pastilhas de acrílico ao bloco superior.

As modificações adicionais para cada caso são detalhadas a seguir: (1) adição de um parafuso anterior com esporas de torção em ambos os incisivos centrais superiores

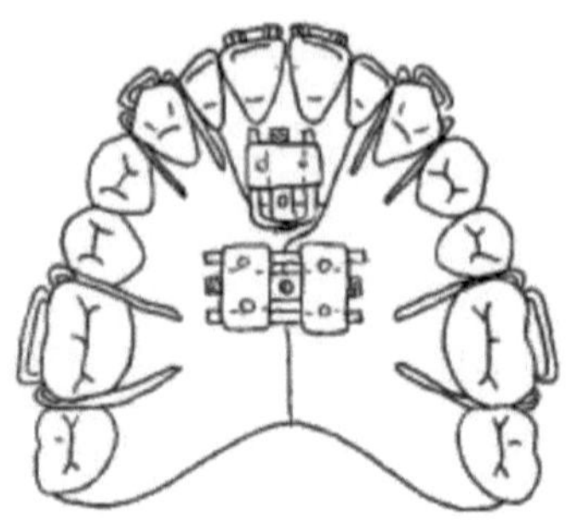

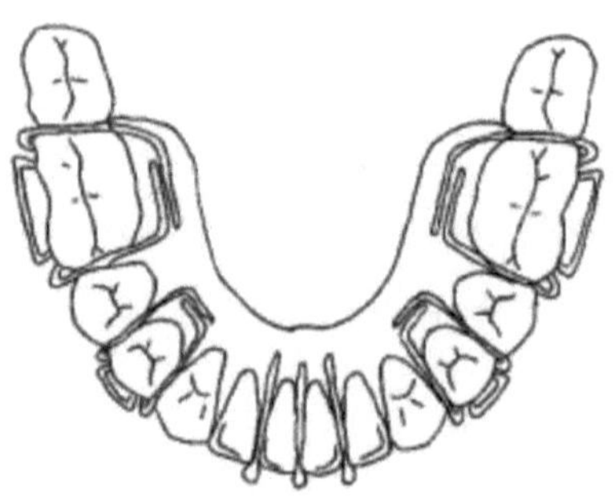

(2) uma mola cantilever dupla atrás do segmento labial superior, seguida da colagem do segmento labial superior com aparelhos fixos Edgewise pré-ajustados

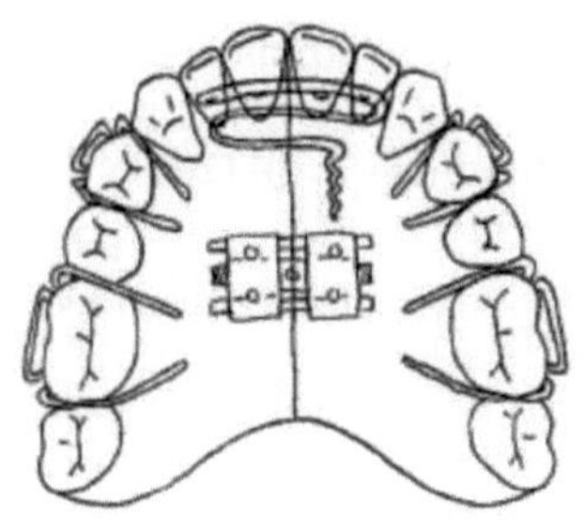

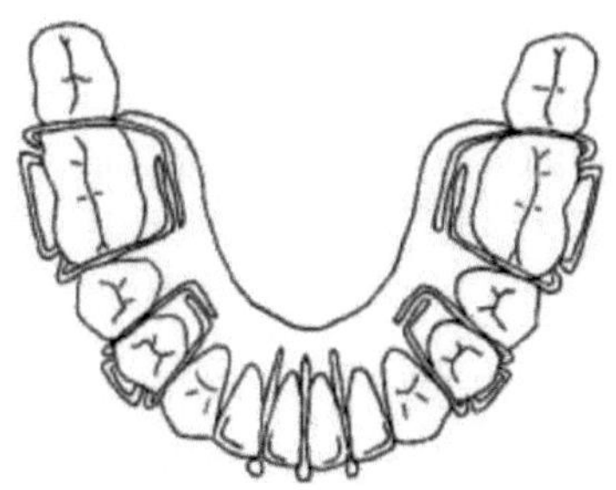

26. Relatório preliminar de um novo desenho de aparelho fixo twin-block em metal fundido - J. Qi (2007) [29]

Este aparelho twin-block modificado é um modelo fundido em crómio-cobalto. Consiste em aparelhos fixos maxilares e mandibulares cimentados aos primeiros molares permanentes e segundos pré-molares diretamente através da utilização de coroas fundidas.

Os componentes activos são blocos fundidos ocos com planos de inclinação acentuada interligados a cerca de 70^0 ao plano oclusal, que assentam e cobrem as superfícies oclusais que posicionam a mandíbula para a frente quando o doente está em oclusão.

A ancoragem na arcada dentária superior é constituída por uma barra palatina fundida que liga as coroas de ambos os lados. A ancoragem na arcada dentária inferior consiste num arco lingual fundido que toca a superfície lingual dos dentes anteriores e se estende até às coroas dos segundos pré-molares. Após a instalação deste aparelho funcional, os aparelhos fixos podem ser colocados logo que possível.

As duas fases do tratamento podem então ser executadas em simultâneo, reduzindo assim significativamente o tempo de tratamento.

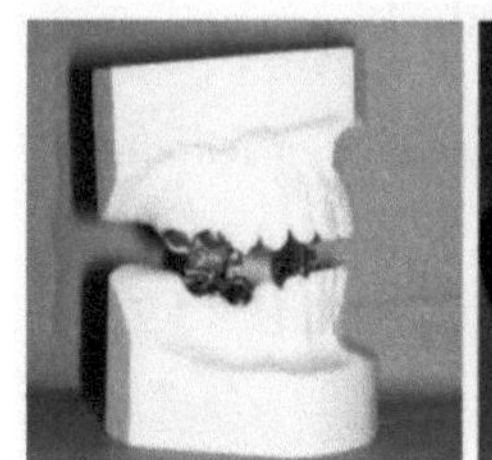 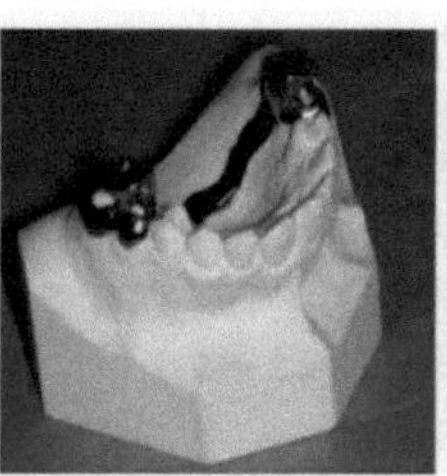 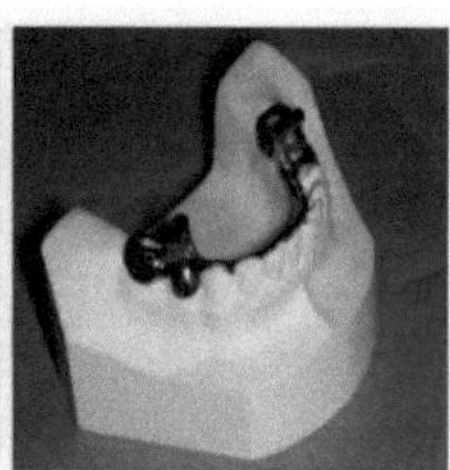

27. Um novo desenho de aparelho Twin Block para o tratamento da deficiência mandibular na fase de dentição mista - El Kattan E (2012) [30]

Os blocos de mordida em acrílico foram interligados a 70 graus, localizados na área do primeiro molar decíduo e do segundo molar decíduo, em que os blocos superiores estavam virados para a frente e os inferiores para trás e cimentados no plano oclusal com resina autopolimerizável.

Os moldes foram separados e cada molde foi colocado na máquina de vácuo utilizando uma folha de termoplástico transparente de 1,5 mm para construir a base do aparelho sobre os blocos de acrílico para a parte superior e inferior.

Os indivíduos do grupo de tratamento foram instruídos a usar o aparelho durante 24 horas/dia, exceto durante as refeições

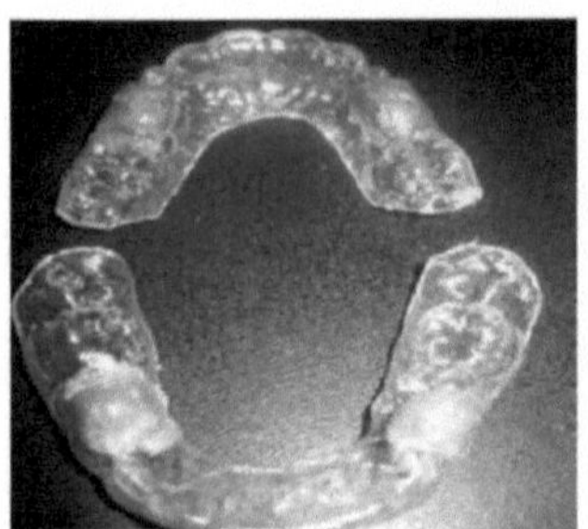
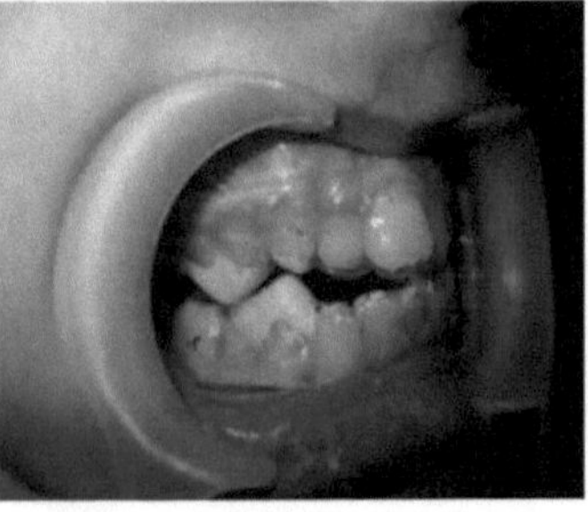

Bloco duplo modificado após o acabamento

28. tratamento não cirúrgico de uma má oclusão de Classe III de Angle em adultos - Hong Liu (2013) [31]

No presente estudo, foram colocadas bandas nos dentes posteriores superiores e inferiores, após o que foram efectuadas impressões em alginato. As bandas ajustadas foram removidas e colocadas na impressão antes da colocação do molde de gesso. Foi efectuado um registo em cera da posição de contacto mandibular retruída máxima e os moldes preparados foram montados num articulador. Teve-se o cuidado de ajustar a mandíbula para uma posição retruída canterizada, uma vez que o desvio mandibular é frequentemente encontrado em pacientes com más oclusões de Classe III de Angle com uma mordida cruzada anterior associada. As linhas médias dentárias foram alinhadas, mas os cantos mesioincisais dos incisivos centrais superiores e inferiores não são bons guias nos casos em que os dentes foram perdidos ou em más oclusões graves. Se acompanhada de laterognatismo, a mandíbula retruída pode ser centrada ajustando a direção das almofadas oclusais.

O componente retentivo da TBA tradicional é o fecho de Clark. A banda adaptada foi modificada com o fecho, que foi soldado no lado palatino da banda e embutido na base plástica. Os bite-blocks, com ângulo de rampa variando entre 40°-70°, foram posicionados na região dos pré-molares dos aparelhos superior e inferior. A mordida cruzada anterior foi aberta adequadamente para liberar verticalmente o bloqueio reverso. Se o ângulo da rampa fosse muito raso, a má oclusão era mantida e a atividade muscular não era estimulada; se o ângulo fosse muito grande, a adaptação da articulação temporomandibular (ATM) era difícil. Se fosse necessária uma expansão maxilar, era incorporado um dispositivo de expansão da linha média na placa de base maxilar.

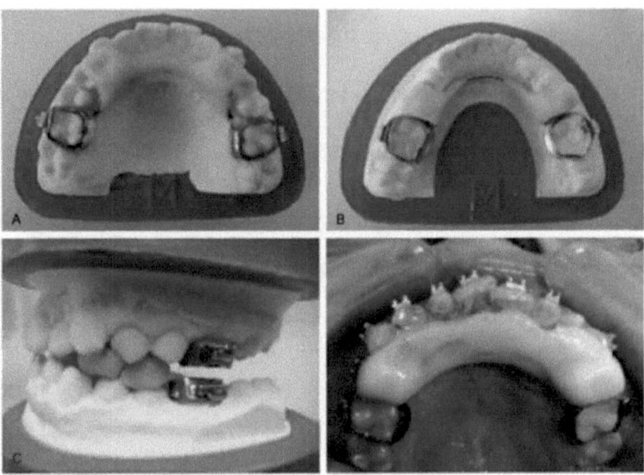

O TBA invertido foi cimentado nos molares e os pacientes foram deixados a adaptar-se ao dispositivo durante uma semana. De seguida, os restantes dentes foram colados e nivelados e alinhados com arcos de diâmetro crescente. Quando os dentes anteriores atingiram uma oclusão de borda a borda, as almofadas oclusais foram gradualmente ajustadas para reduzir a sua altura e facilitar uma diminuição controlada da altura facial.

29. correção da discrepância esquelética na má oclusão de Classe II Div 1 utilizando blocos duplos fixos - Dra. Taruna Puri (2014) [32]

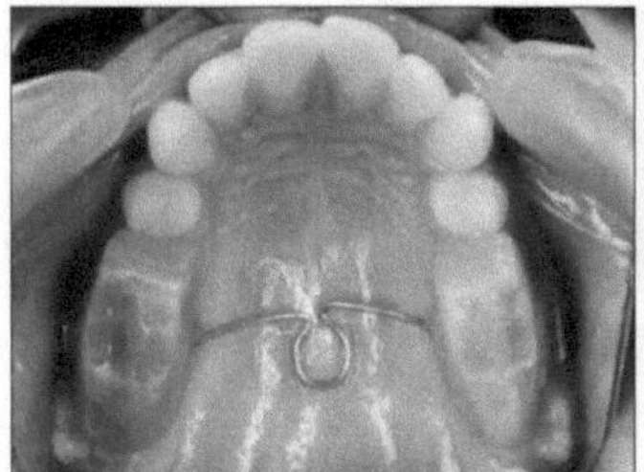
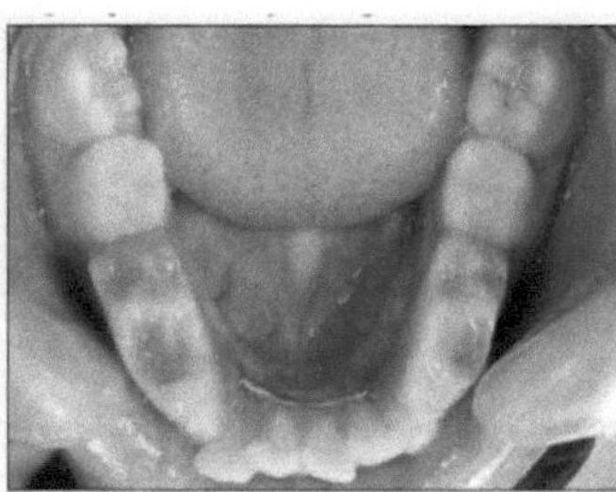

Bloco duplo fixo modificado

30. má oclusão de Classe III esquelética usando terapia combinada de bloqueio duplo reverso e máscara facial - Vinay Kumar Chugh (2015) [33]

Foi fabricado um aparelho RTB com ganchos na região do primeiro molar superior para terapia de protracção.

Após 2 meses, o paciente adaptou-se ao aparelho e foi iniciado o FMT

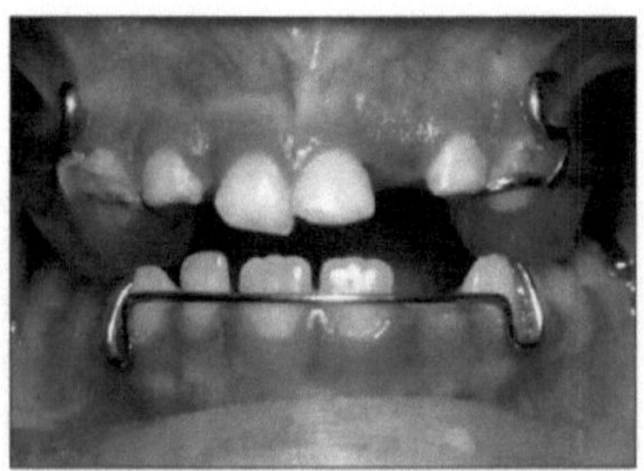

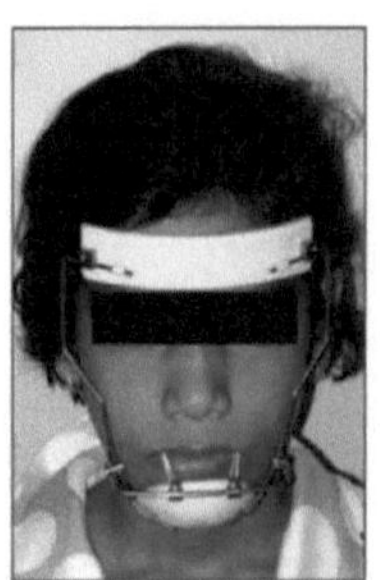

Cemented modified reverse twin block with hooks

Initiation of face mask therapy

31. APARELHO DE BLOCO DUPLO FIXO MODIFICADO NO TRATAMENTO DA MALOCLUSÃO ESQUELÉTICA DE CLASSE II COM PADRÃO DE CRESCIMENTO VERTICAL - Dr. N. G. Toshniwal (2016) [34]

O primeiro passo é o registo da mordida;

o comprimento da trajetória protrusiva total do paciente é determinado através do registo do overjet em oclusão cêntrica e oclusão totalmente protrusiva. A ativação não deve exceder 70% da trajetória protrusiva total. Verticalmente, a mordida é activada nos incisivos com uma folga inter-incisal de 4 mm, resultando numa folga de aproximadamente 5 mm entre as cúspides dos primeiros pré-molares.

A estrutura de arame maxilar é constituída principalmente por três componentes

A) Duas estruturas de arame, que se estendem da região do primeiro pré-molar ao primeiro molar, com ganchos nas regiões dos caninos no lado bucal, para encaixar elásticos verticais.

B) Um parafuso de expansão que atravessa o palato entre o primeiro e o segundo pré-molar.

C) Um arco labial que se estende do segundo pré-molar de um lado para o outro.

A estrutura de arame mandibular era constituída principalmente por dois componentes de arame

A) Um arco labial com laços, constituído por fio de aço inoxidável de calibre 19 até aos primeiros bicúspides, estendendo-se distalmente através do acrílico, modificado num gancho perto da região molar. O gancho pode ser usado para engatar elásticos. O braço distal do laço em U foi novamente dobrado paralelamente ao plano oclusal para proporcionar uma curta extensão distal até ao primeiro bicúspide

B) Uma barra lingual inferior é construída e estreitamente adaptada à superfície lingual do anterior imediatamente acima do cíngulo dos dentes anteriores inferiores para controlo vertical dos incisivos. O arco labial é soldado às extensões vestibulares da arcada lingual na região dos pré-molares.

A filosofia básica dos blocos oclusais inclinados superior e inferior é a mesma para esta versão modificada do bloco duplo amovível. Os blocos de mordida inclinados inferiores bilaterais foram preparados primeiro e angulados a partir da superfície distal do segundo pré-molar a 70° em relação ao plano oclusal. O bloco bucolingual cobre a superfície oclusal e também a porção vestibular e lingual do dente, de modo a dar o máximo de rigidez ao aparelho. Antes de cimentar o aparelho, procedeu-se a uma destartarização, polimento e aplicação de flúor com um gel de flúor fosfato acidulado de baixo PH. Os blocos gémeos superior e inferior foram cimentados com cimento de ionómero de vidro para a cimentação, uma vez que tem propriedades anticariogénicas.

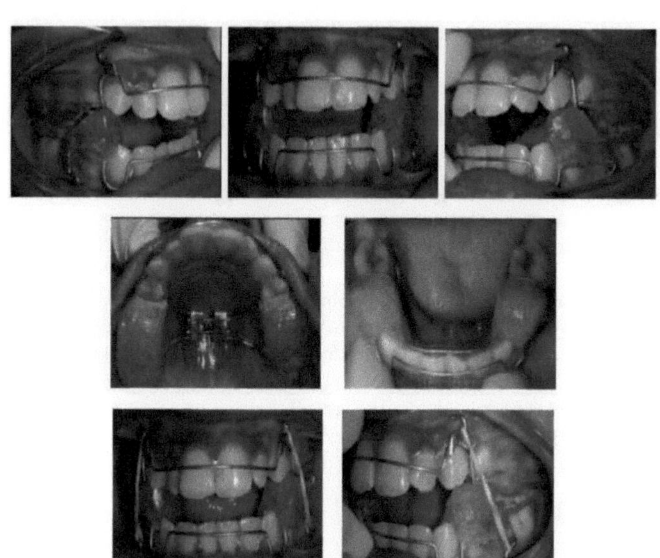

32. Utilização de um aparelho Twin Block modificado após uma cirurgia parcial

Maxillectomia-H. C. Moseley (2016) [35]

O aparelho Twin Block consiste em componentes removíveis superiores e inferiores que incorporam blocos de mordida que se encaixam num ângulo de 45 graus, causando um deslocamento mandibular funcional (Clark, llJH2). Várias modificações do desenho original têm sido utilizadas para a correção da má relação das arcadas na má oclusão de Classe II. Este sistema de aparelhos é particularmente apropriado para relações de incisivos de Classe II divisão I com uma sobremordida incompleta e sem uma altura facial anterior inferior reduzida (Orton, 1991.) Uma vantagem particular é o potencial para o uso do aparelho a tempo inteiro, uma vez que a postura mandibular necessária pode ser mantida com componentes separados do aparelho superior e inferior.

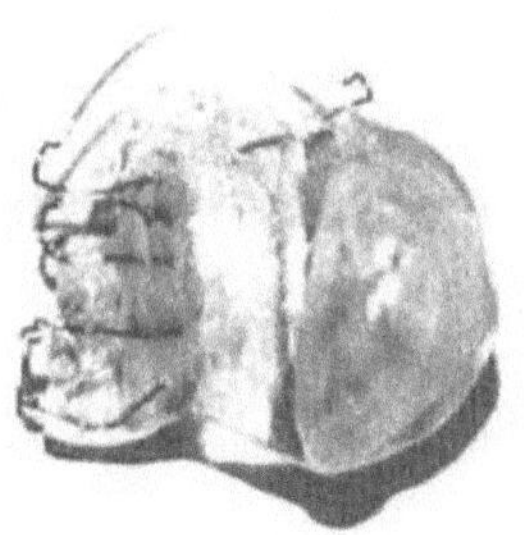

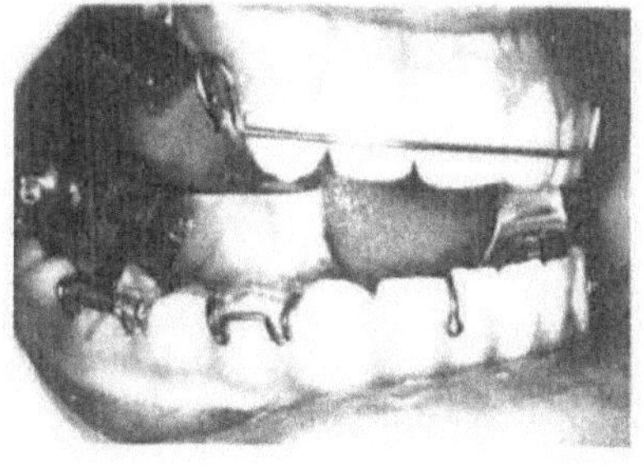

33. Tratamento da má oclusão grave de Classe II com aparelhos ortodônticos fixos e twin block modificados sequenciais - Sonal Chowdhary(2016) [36]

Um aparelho twin block de acrílico com protetores labiais foi colocado para uso em tempo integral, com um avanço mandibular inicial de 6 mm e uma folga interoclusal de 5 mm na região do 1º pré-molar. O componente superior do bloco duplo incorporou um arco labial para retenção anterior do aparelho. Um parafuso na linha média também foi incluído. Aplicando a filosofia de Frankel ao aparelho twin block, foram adicionados coxins labiais inferiores para quebrar os hábitos anormais da musculatura perioral (lip trap, neste caso), proteger os efeitos indesejáveis da musculatura labial e exercer um efeito de alongamento na camada periosteal subjacente, melhorando o desenvolvimento do osso basal. Estas almofadas labiais feitas de acrílico repousavam afastadas dos tecidos gengivais no vestíbulo. A configuração da almofada labial era romboidal ou semelhante a um paralelogramo

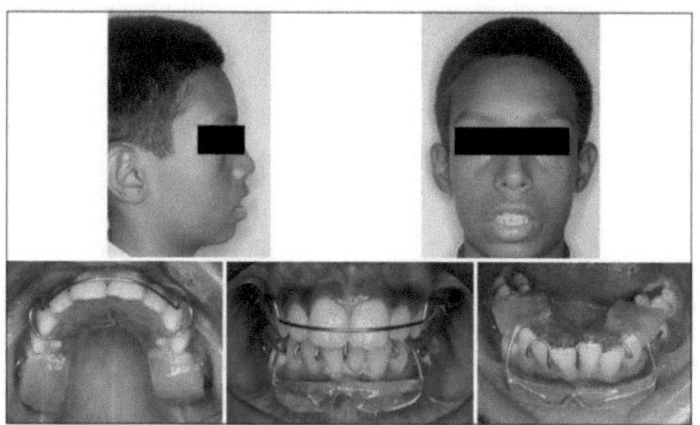

Bloco duplo com protecções labiais no lugar

34. Aparelho de assentamento oclusal modificado na terapia de blocos duplos - Harpreet Singh (2016) [37]

Técnica de fabrico

Após a correção da relação molar alcançada na conclusão da fase ativa da terapia Twinblock, foram feitas impressões da fase maxilar e mandibular com alginato. A relação molar sobrecorrigida foi replicada nos modelos utilizando o registo de mordida em cera interoclusal efectuado na boca do paciente. De seguida, os modelos maxilar e mandibular com a mordida inter-oclusal em cera foram montados no articulador de dobradiça. O plano inclinado anterior superior foi colocado no molde maxilar. Utilizando o método bulk, a mistura recém-preparada de resina monomérica de cura a frio e polímero foi contornada e adaptada com os dedos e o polegar para construir flanges acrílicas finas da altura desejada nos aspectos latero-palatinos do aparelho. A largura dos flanges acrílicos laterais foi mantida a um nível mínimo para assegurar a redução do volume do aparelho e evitar a invasão do espaço fisiológico da língua. O aparelho final foi posteriormente acabado e polido para evitar qualquer irritação e para facilitar as dificuldades de adaptação, antes de ser entregue ao paciente. Alterações oclusais favoráveis provocadas pela utilização do aparelho modificado.

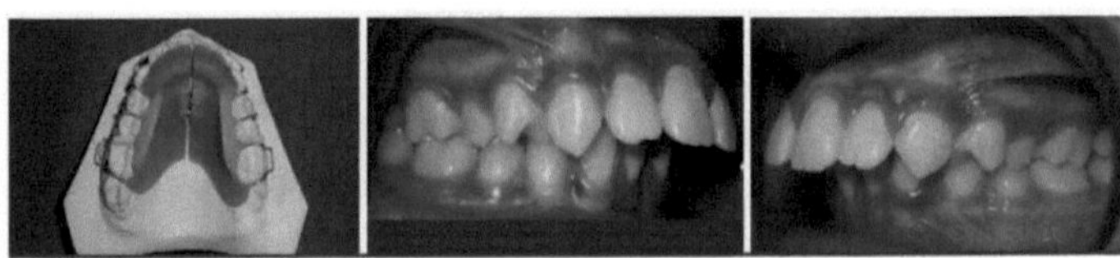

Plano inclinado anterior superior com modificação (representada por setas) colocada no molde maxilar.

Vista lateral direita pré-tratamento..: Vista lateral esquerda pré-tratamento

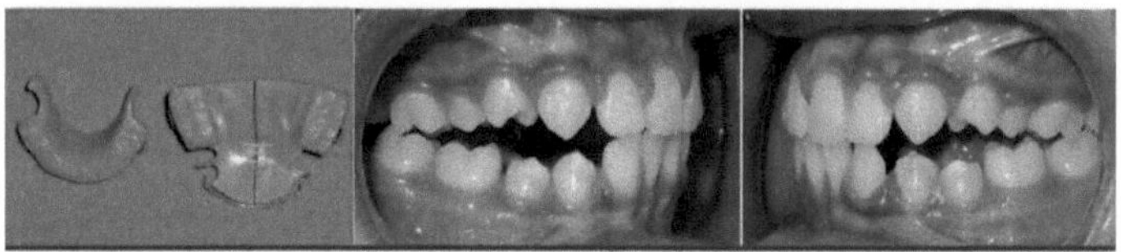

Aparelho twin-block utilizado para o paciente.

Vista lateral direita mostrando a correção do overjet após a fase ativa da terapia Twin-block e a presença de mordida aberta posterior.

Vista lateral esquerda mostrando a correção do overjet após a fase ativa da terapia Twin-block e a presença de mordida aberta posterior.

Vantagens

1. Quando desejável, facilita o nivelamento da curva de Spee pela erupção simultânea dos segmentos vestibulares maxilar e mandibular.

2. Reduz o tempo que eventualmente seria necessário para o estabelecimento da oclusão utilizando aparelhos fixos.

3. Pode ser utilizado como uma alternativa aos mais incómodos cribs/rakes laterais da língua utilizados para o encerramento da mordida aberta posterior.

4. Ao incorporar fechos esféricos em vez de fechos de Adão, também pode ser utilizado em conjunto com aparelhos fixos e durante a fase de assentamento do

tratamento ortodôntico pós-cirúrgico das más oclusões de Classe II divisão 1.

5. É simples e fácil de fabricar.

6. Em comparação com os berços fixos, pode ser retirado pelo doente para facilitar a limpeza.

Desvantagens

1. Sendo um aparelho removível, a colaboração do paciente é considerada necessária para assegurar o resultado desejável do tratamento.

2. Dificuldade de adaptação à função normal da fala em pacientes com tamanho de língua grande e postura prolongada da língua em repouso.

3. Maior risco de danos ou quebra do aparelho se não for usado ou manuseado corretamente.

Contra-indicações

1. Doentes que apresentem alergia/hipersensibilidade retardada a resinas de metilmetacrilato.

2. Pacientes com padrões de crescimento hiperdivergentes devido a uma maior predisposição para uma maior abertura do ângulo do plano mandibular, resultante da erupção dos segmentos bucais superiores e inferiores.

3. Pacientes com epilepsia e macroglossia

35. Bloco duplo modificado para um caso de hipodontia de Classe II Divisão 1 - Jain U (2017) [38]

Foi planeada uma altura vertical de 5 mm na região pré-molar e um avanço de 5 mm. Uma vez que o avanço da mandíbula resultou numa mordida cruzada, foi incorporado um parafuso de expansão (jack screw) para a expansão transversal da maxila, que tinha de ser ativado todas as semanas.

O fecho delta foi fabricado em 16,26,34,44. Foram incorporados dentes acrílicos na placa de base acrílica na região dentária anterior maxilar e mandibular, ou seja, dois incisivos centrais na arcada maxilar e quatro incisivos mandibulares na arcada mandibular. Na arcada maxilar, foi incorporado um parafuso de macaco na placa de base acrílica, de modo a obter-se uma expansão na arcada maxilar constrita.

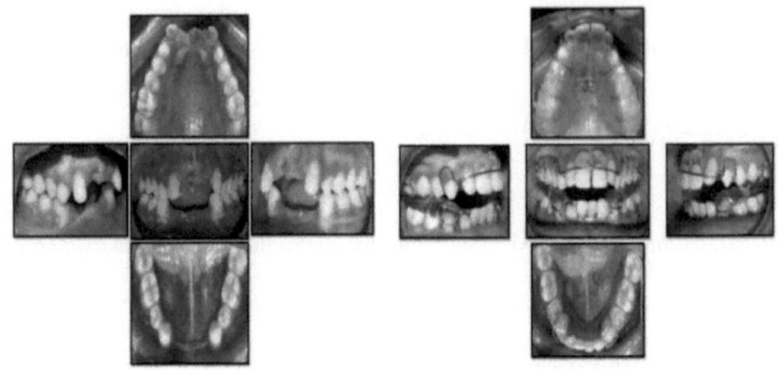

Pre-treatment intraoral photographs. Post twin block therapy treatment extra-oral

Photographs

36. Tratamento da má oclusão de Cl II com o aparelho Twin Block modificado

Coordenado com Ortodontia Fixa num Paciente Pós-Menarca -

Amin Aminian (2017) [39]

A taxa de crescimento mandibular, no entanto, não é constante ao longo dos períodos juvenil e adolescente, existindo um pico pubertário de crescimento mandibular descrito em estudos cefalométricos clássicos. O pico de crescimento mandibular ocorre entre o CVMS III e o CVMS IV.

Segue-se um relato de caso de tratamento de deficiência mandibular numa paciente do sexo feminino cuja maturação sexual (um ano e meio após a menarca) e CVMS (CVMS V) indicavam o fim do crescimento mandibular.

Relato de caso

Uma rapariga de 13 anos de idade, na sua dentição permanente, é apresentada com a queixa principal de dentes anteriores apinhados e maxilar inferior retruído. Como mencionado anteriormente, havia sinais de que o surto de crescimento estava concluído. A paciente apresentava uma deficiência no queixo com diminuição da altura facial anterior. Não havia assimetria facial e os lábios eram competentes com sulco mentolabial profundo.

Na avaliação intra-oral, a higiene oral era razoável, mas precisava de ser melhorada antes do tratamento ortodôntico. Além disso, foram detetadas algumas cáries que tinham sido tratadas antes de iniciar o tratamento ortodôntico. As linhas médias dentárias em ambas as arcadas eram coincidentes e também coincidiam com a linha média facial. Havia um ligeiro apinhamento na arcada maxilar, juntamente com um ligeiro apinhamento anterior inferior. A classificação do ângulo era Classe II divisão 1, e a relação do segmento vestibular era Classe II de uma unidade em ambos os lados. O overjet era de 6 mm, enquanto a sobremordida era de 80%.

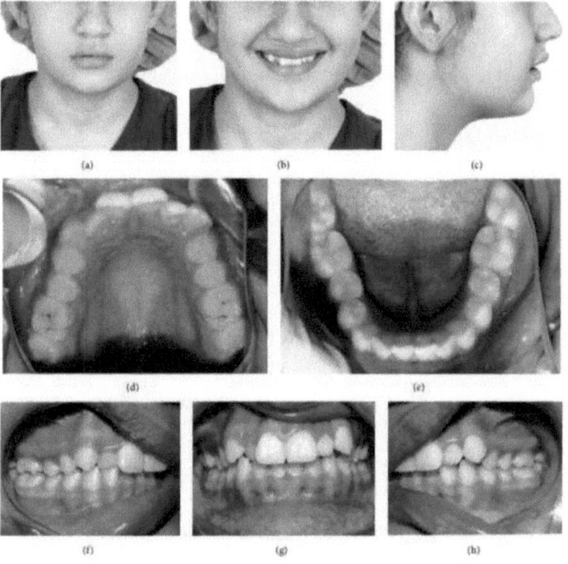

a)smile frontal b)profile c,d,e,f,g,h) intraoral views

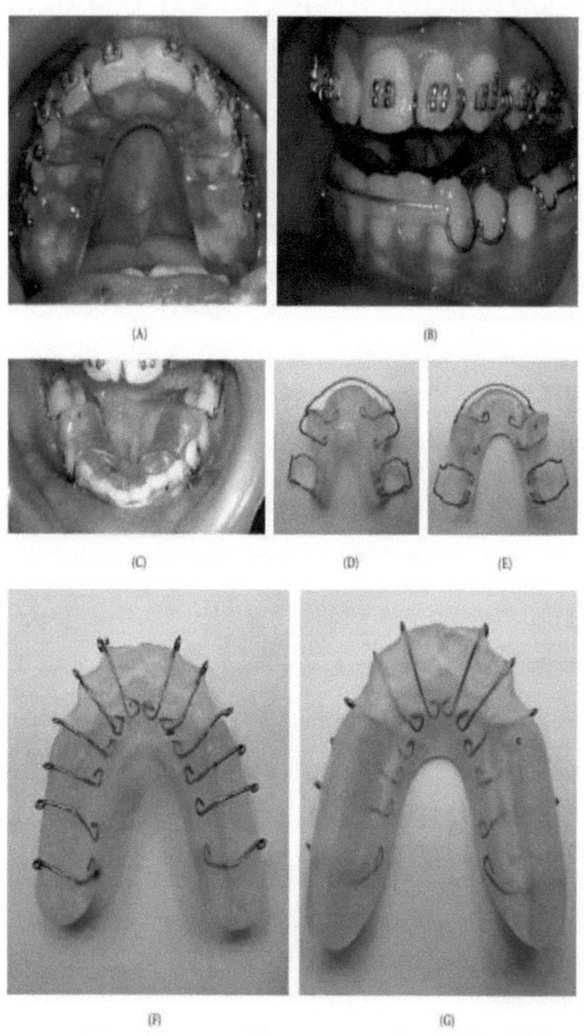

Figure 5: Twin Block appliance: maxillary part (A): (a) modified ball clasps used instead of conventional clasps to coordinate with fixed appliance; Twin Block appliance (B): (b) block A, (c) block B, (d) labial bow, (e) C clasps, and (f) Adams's clasp; mandibular part (C); mandibular part mucosal surface (D); mandibular part occlusal surface (E); maxillary part mucosal surface (F); maxillary part occlusal surface (G).

37. MODIFICAÇÃO ESTÉTICA DO BLOCO GEMINOSO - Shashikala

Prabhu et al.(2017) [40]

Uma rapariga de 14 anos de idade, na fase de dentição permanente, apresentou-se no nosso serviço com a queixa de dentes anteriores superiores colocados para a frente. Ao exame extra-oral, não havia assimetria facial e os lábios eram competentes.

Apresentava um perfil convexo com altura facial inferior reduzida e sulco mento-labial profundo com atividade hiper-mentalis. Intra-oralmente, havia um overjet de 11 mm e uma sobremordida de 6 mm com uma relação molar de classe 2 de Angle, tanto do lado direito como do lado esquerdo. Havia um incisivo central decíduo retido na região inferior direita (81) que também apresentava mobilidade clínica. Na ortopentomografia, mostrou a dessorção da raiz do incisivo retido na radiografia. Também ausência congénita de dente sucessor (41). O dente retido foi extraído porque havia dessorção da raiz e mobilidade. A avaliação da vértebra cervical mostrou que o seu crescimento estava completo com o pico de crescimento pubertário. O objetivo do tratamento visual foi positivo

Objetivo do tratamento

Correção da convexidade facial Correção da relação molar, sobressaliência e sobremordida Reabilitação protética em relação a 41 até à colocação do implante.

Tratamento efectuado

O aparelho de bloco duplo foi fabricado com o dente de acrílico no segmento inferior para a substituição do incisivo lateral (41). Também foram incorporados protetores labiais inferiores para reduzir a ação do músculo mental.

Conclusão

A modificação do aparelho twin block proporcionou o benefício da estética, impediu a perda de espaço e também melhorou a aparência facial do paciente. Assim, o aparelho pode ser utilizado mesmo em pacientes com crescimento completo, desde que apresentem boa colaboração.

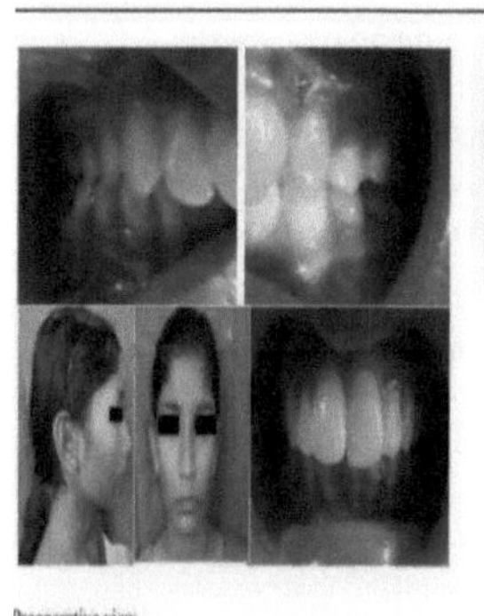

Preoperative view

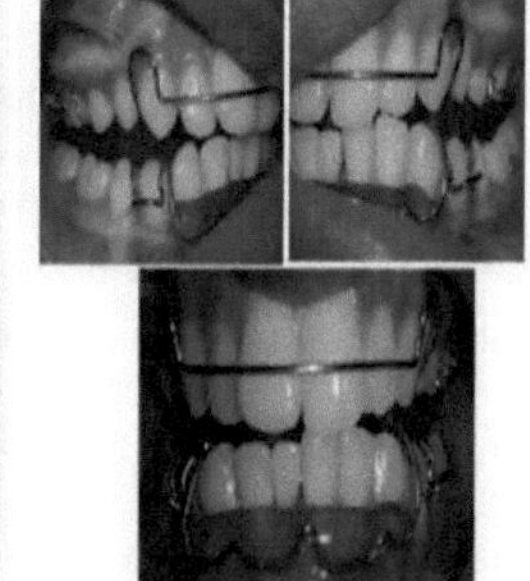

Twin block appliance delivered with replacement of 41 and lower lip pads

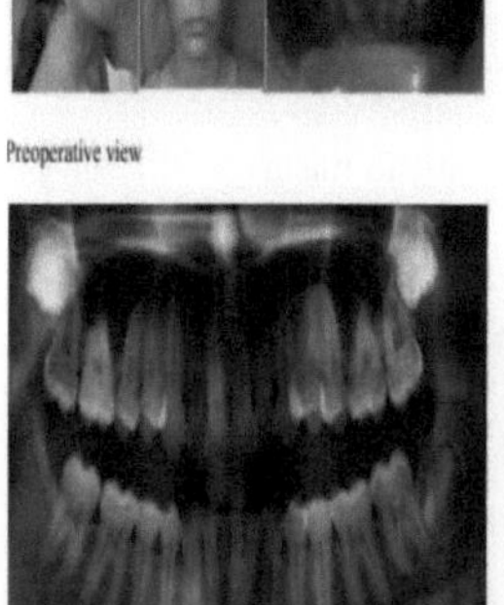

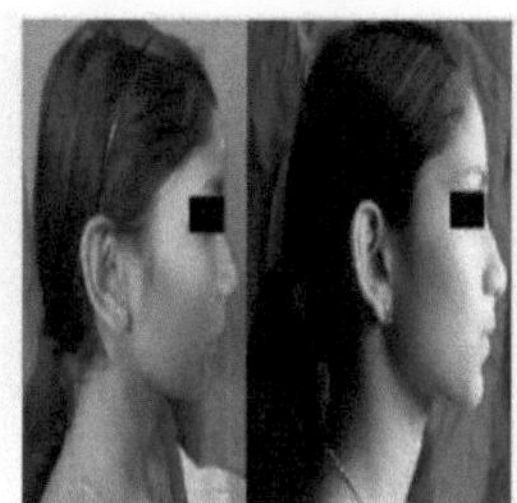

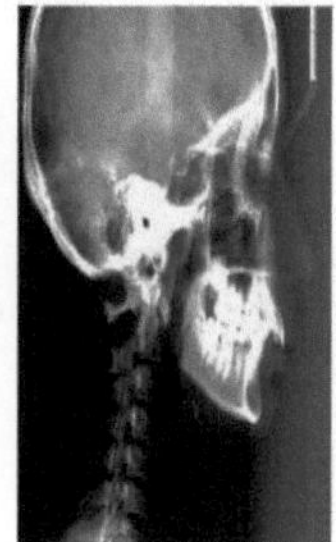

Preoperative lateral cephalogram

38. Uma técnica clínica para a erupção ininterrupta de mandíbulas

Pré-molar durante a terapia com aparelho Twin Block -Verma S.L. et al (2017) [41]

A terapia com aparelhos funcionais é frequentemente indicada na dentição mista para restaurar a função normal e corrigir discrepâncias esqueléticas. O Twin Block é o aparelho funcional mais utilizado, com excelentes resultados clínicos e muito boa adesão clínica. Consiste em blocos de mordida maxilar e mandibular numa inclinação e foi concebido para ser usado a tempo inteiro. Para ultrapassar este problema, criámos um procedimento simples. A adição de cera de modelagem ou pedra dentária sobre a superfície oclusal de um dente em erupção antes da acrilização do bloco duplo resolverá o problema.

Esta inovação clínica pode ser utilizada de forma eficaz em casos de mordida cruzada anterior do maxilar, em que o plano de mordida posterior é aconselhado para desocluir os dentes anteriores, mas alguns dos dentes posteriores os dentes ainda estão em fase de erupção devido à dentição mista

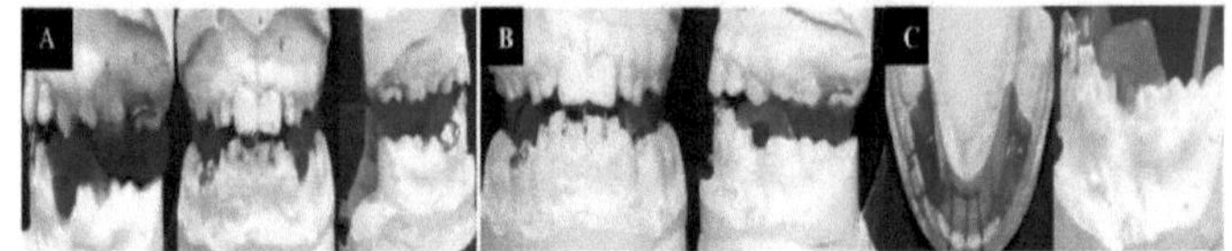

(A): Vista frontal e lateral esquerda do aparelho Acrylized após remoção do bloco de cera.

(B) : O espaço presente na região do primeiro pré-molar inferior permitirá a erupção ininterrupta do dente durante o período de uso do aparelho.

(C) : Vista oclusal e lateral do bloco de mordida mandibular.

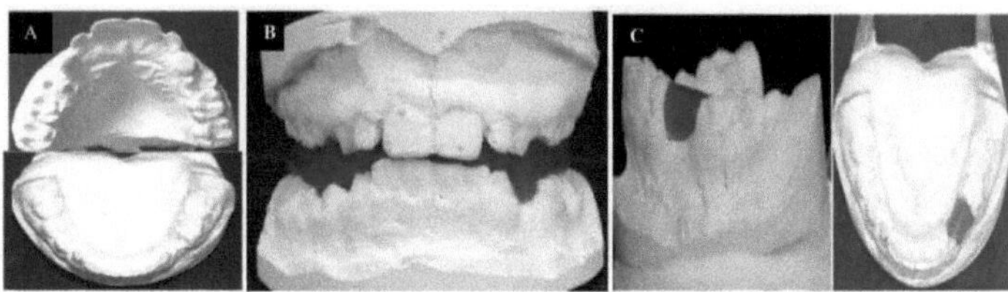

(A) : Modelo de trabalho maxilar e mandibular. Modelo mandibular mostrando o primeiro molar decíduo esquerdo esfoliado.

(B) : O registo da mordida foi feito para o fabrico do aparelho Twin block.

(C) : Após a articulação dos modelos, a mordida de cera foi removida e um bloco de cera de modelação foi adaptado sobre a área decidual esfoliada até ao nível oclusal dos dentes adjacentes.

39. Bloco duplo com duas camadas - Sujala G Durgekar(2018) [42]

modificou o bloco duplo incorporando duas cores em alternativa no bloco superior e chamou-lhe "bloco duplo com duas camadas". A espessura da camada alternativa é de 1,5-2 mm cada.

Esta cor ajuda a diferenciar a quantidade de bloco acrílico que está a ser aparado para permitir a erupção do molar inferior.

Além disso, durante a fase ativa do tratamento, um olhar sobre o bordo de ataque do bloco ajudar-nos-á a saber com precisão a quantidade de bloco aparado para a erupção de um molar e a quantidade de abertura vertical em milímetros.

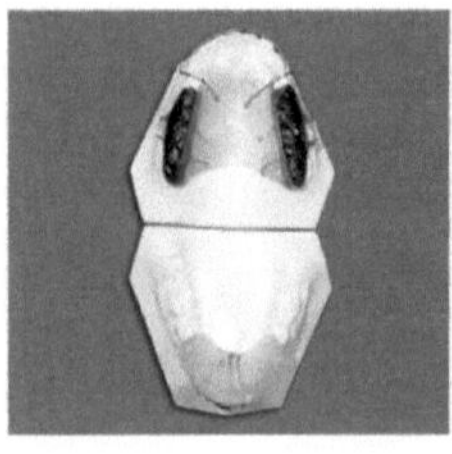

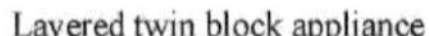

Layered twin block appliance

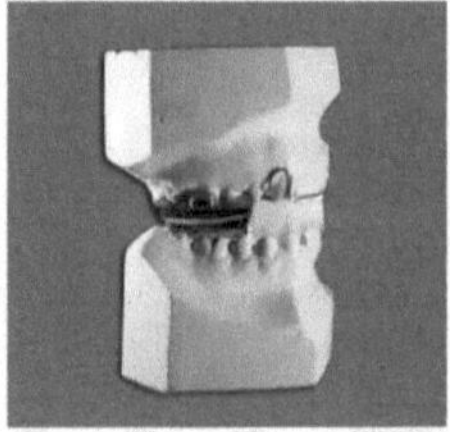

TB appliance showing alternatively colored upper blocks

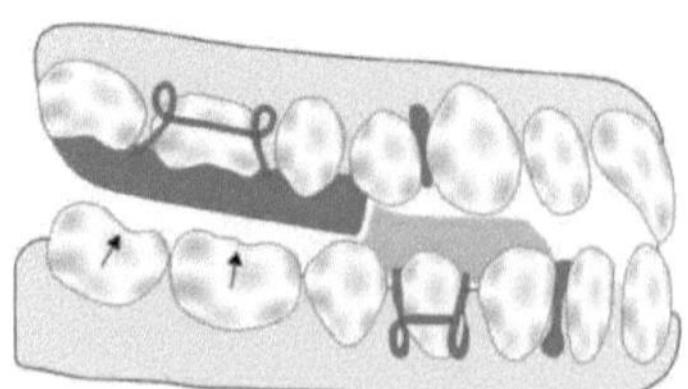

Diagrama esquemático mostrando o bloco maxilar aparado para a erupção do molar inferior

SIGNIFICADO CLÍNICO

Seguem-se as vantagens desta modificação:

- Evita o corte excessivo dos blocos, reduzindo assim o risco de desenvolver uma mordida aberta posterior devido ao facto de a língua se espalhar lateralmente entre os dentes.

- Durante a fase ativa do tratamento, um olhar sobre o bordo de ataque do bloco ajuda-nos a saber com exatidão a quantidade de bloco aparado para a erupção de um molar e a quantidade de abertura vertical em milímetros.

- Melhora a adesão do doente, uma vez que os blocos são coloridos.

40. Bloco duplo transparente modificado na classe II, divisão 1 (2018) [43]

Para a construção do twin-block transparente, todos os rebaixos e dentes semi-erupcionados foram bloqueados com cera derretida. Os modelos superior e inferior foram colocados individualmente na máquina de vácuo, utilizando uma folha de termoplástico transparente de 1,5 mm para formar a base do aparelho. As folhas adaptadas foram cortadas com um disco de carborundum e os bordos foram alisados. O registo da mordida de trabalho foi feito na boca com placas transparentes, tendo em conta a espessura das placas para a abertura vertical. Os modelos com a placa transparente da base recortada foram montados no articulador tipo dobradiça com mordida de construção e as rampas inclinadas com acrilo autopolimerizável foram formadas nas placas semelhantes às tradicionais.

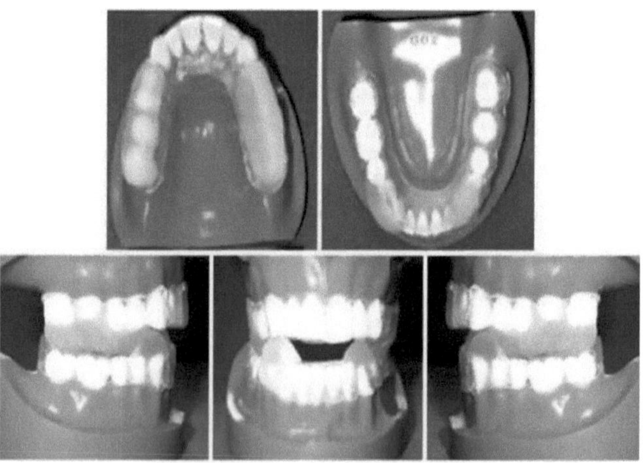

Aparelho transparente de bloco duplo

41. Quadri block - um aparelho de bloco duplo fixo modificado - Arvind M (2018) [44]

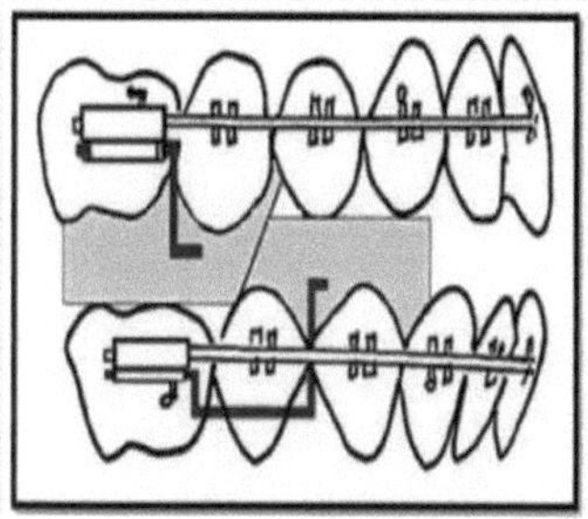

Blocos acrílicos maxilares e mandibulares inclinados a 70 graus.

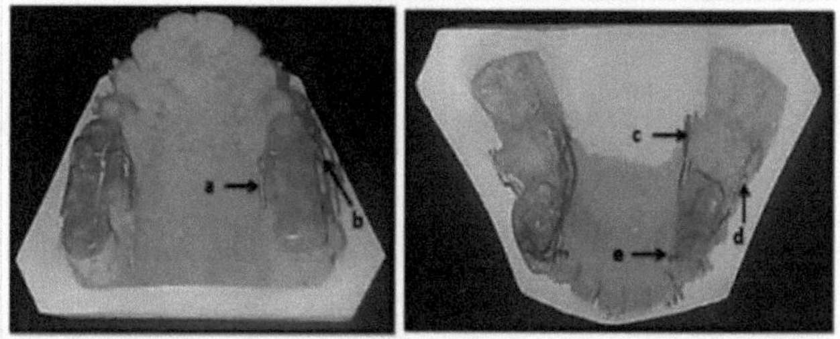

Componentes do fio maxilar e mandibular. A) Etiqueta retentiva palatina. B) Etiqueta bucal. C) Etiqueta retentiva lingual. D) Etiqueta de retenção bucal. E) Braço com extremidade esférica.

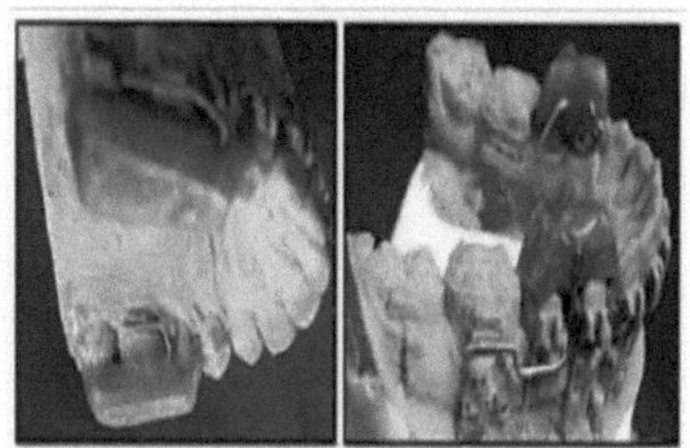

Os componentes de arame fixados num padrão de cera

42. Aceleração do tratamento da má oclusão de classe II esquelética com aparelhos fixos Twin Block - Snigdha Pattanaik (2018) [45]

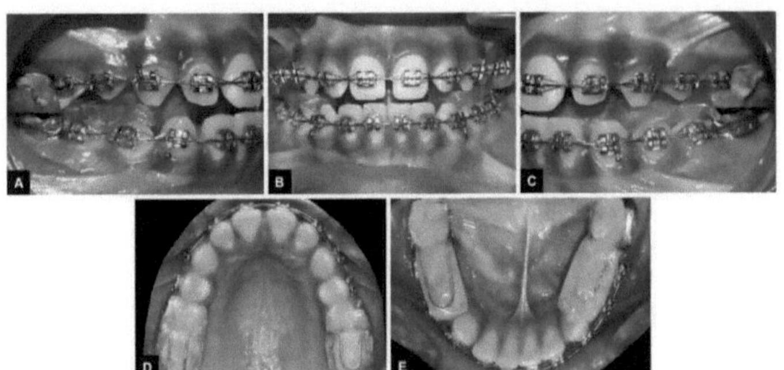

Vista intra-oral em bloco duplo modificado

43. Bloco duplo invertido com parafuso de expansão para o tratamento da má oclusão de classe III esquelética em pacientes em crescimento - Alfrina Marwan (2018) [46]

Os blocos gémeos invertidos foram construídos a partir de resina acrílica termopolimerizável que modifica o plano inclinado oclusal para induzir forças oclusais direccionadas favoravelmente, provocando uma deslocação mandibular funcional.

Os blocos de mordida superior e inferior interligam-se num ângulo de 70°, impulsionando a maxila e restringindo o desenvolvimento mandibular para a frente, enquanto o parafuso de expansão impulsiona a maxila para a frente. Na região anterior superior e inferior foram utilizados grampos com extremidade em bola, enquanto que na região posterior foram utilizados grampos de Adams (fio de aço inoxidável com 0,7 mm de diâmetro) para fixar os aparelhos.

Os blocos duplos invertidos foram concebidos para serem usados a tempo inteiro, de modo a tirar partido de todas as forças funcionais aplicadas à dentição, incluindo as forças de mastigação.

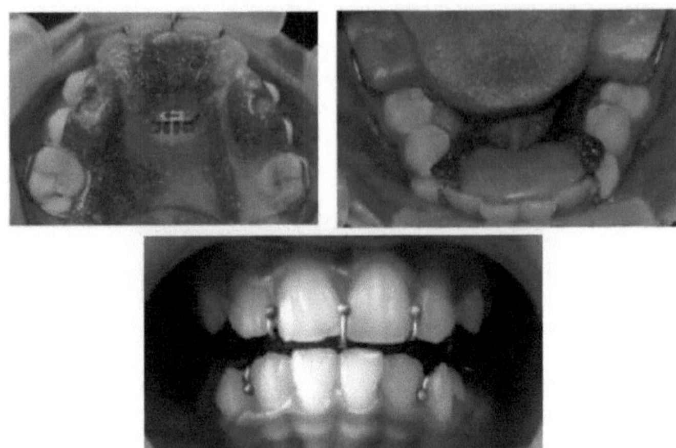

Blocos duplos invertidos com parafuso de expansão no maxilar e na mandíbula

44. Um aparelho Twin-block magnético invertido assimétrico para o tratamento de uma má oclusão esquelética de Classe III: um relato de caso - Qiaoling Ma (2019) [47]

A primeira fase do tratamento começou com o AMRTB para tentar modificar o crescimento. O AMRTB foi construído a partir de aparelhos removíveis maxilares e mandibulares com duas unidades magnéticas de Nd2 Fe14B de 6 × 4 × 3 mm3 encapsuladas nos blocos acrílicos oclusais de cada aparelho.

Os ímanes superiores foram colocados inferiormente ao canino superior e os ímanes inferiores foram colocados nos splints acrílicos superiores aos dentes posteriores da mandíbula. Os blocos de acrílico foram desenhados com rampas para induzir a retrusão da mandíbula durante o fechamento da boca.

As unidades magnéticas de cada lado foram colocadas numa configuração de repulsão, e os lados opostos foram cobertos com uma fina camada de acrílico (0,3 mm de espessura). As forças magnéticas repulsivas iniciais foram de 300 gramas por lado, produzindo forças recíprocas intermaxilares para avançar a maxila e simultaneamente retrair a mandíbula. Para produzir uma força ortopédica diferencial para corrigir a assimetria mandibular, a distância entre os dois ímãs opostos foi assimétrica, ou seja, 0,5mm e 1,0mm nos lados direito e esquerdo, respetivamente. As direções das forças magnéticas repulsivas foram paralelas ao plano oclusal na posição de fechamento máximo da boca.

O paciente foi obrigado a usar o AMRTB durante 24 horas por dia e foi chamado para um exame duas semanas após a primeira entrega do aparelho. A partir daí, os intervalos entre as consultas foram de quatro semanas.

Após 4,5 meses, havia uma folga de 5 mm entre as duas unidades magnéticas opostas de cada lado, e a mordida cruzada dos incisivos foi corrigida. A distância entre os dois ímanes opostos aumentou com o tempo, à medida que a discrepância esquelética sagital melhorava, resultando numa redução da força repulsiva. Assim, houve a necessidade de um ajuste incremental periódico das unidades magnéticas nos blocos de acrílico. Para continuar a correção do desvio da linha média mandibular, o AMRTB foi reativado adicionando dois ímanes Nd2 Fe14B mais finos (6 × 4 × 1mm3 Nd2 Fe14B) apenas no bloco superior direito.

Passados mais dois meses, foi efectuada uma reativação assimétrica, acrescentando duas novas lâminas magnéticas adicionais no bloco superior direito e apenas uma lâmina magnética no bloco superior esquerdo. Durante o tratamento de modificação do crescimento com o AMRTB, foi adicionado um total de quatro lâminas de blocos magnéticos no lado direito, mas apenas uma lâmina magnética foi adicionada no lado esquerdo.

Fotografias intra-orais com o AMRT

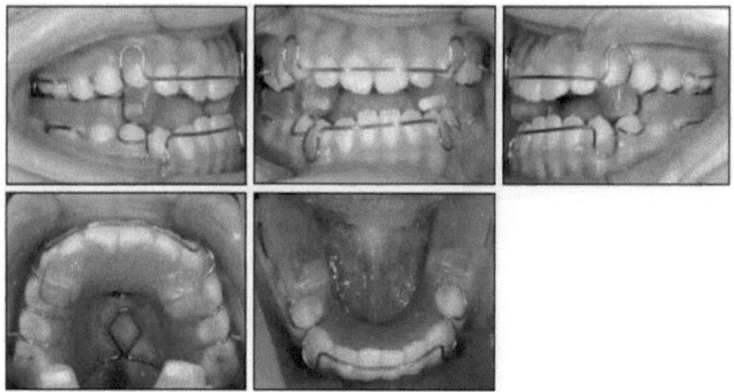

Fotografias intra-orais com o AMRTB reativado.

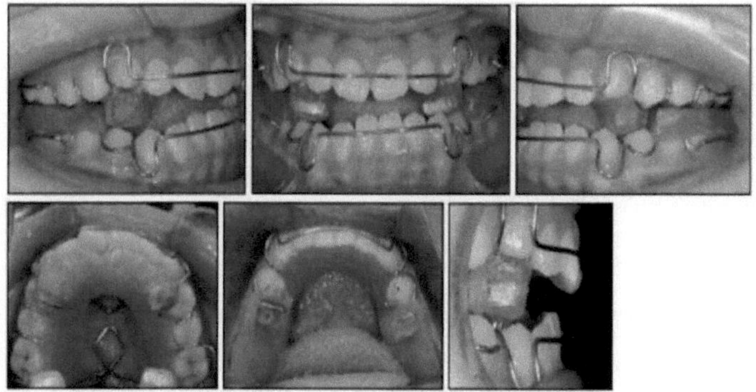

45. aparelho Twin-block suportado por mini-implantes: Uma Modificação Inovadora - T Tripathi (2019) [48]

A presente modificação do bloco duplo padrão inclui componentes maxilares e mandibulares. Os componentes maxilares são constituídos por grampos delta e arco labial, enquanto os componentes mandibulares incluem grampos delta e de extremidade esférica, semelhantes ao twin block padrão. As seguintes modificações foram incorporadas no aparelho mandibular

1. Ganchos de arame: O elemento gancho de arame foi incorporado na região da capa incisal com a extremidade livre projectando-se para distal do canino em ambos os lados.

2. Mini-implantes: Dois mini-implantes ortodônticos (1,5 × 9 mm × 9 mm, Infinites, DB Orthodontics, CA, EUA) foram inseridos bilateralmente na arcada inferior entre o segundo pré-molar e o primeiro molar inferiores, em condições assépticas, após a administração de anestesia local. Foi efectuada uma radiografia (RVG) para verificar a posição pretendida e a estabilidade dos mini-implantes.

3. Elásticos intra-orais: Elásticos de dimensão 3/8" (4 oz, 150 g de força, TP Orthodontics, Indiana, EUA) foram ligados aos ganchos de arame para exercer uma força distalizadora de classe I, tirando a ancoragem dos mini-implantes

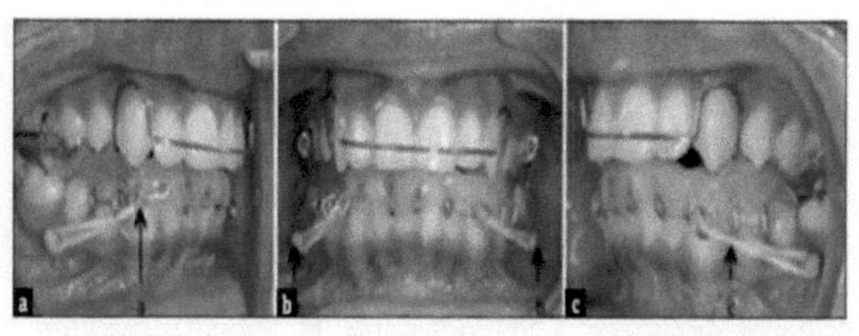

a) Wire hook b)mini-implants c)restraining elastic

46.Clear Twin Block: Um passo em frente no aparelho funcional - Ahmad Behroozian , Les Kalman (2020) [49]

A presente inovação descreve um novo aparelho funcional. O bloco duplo transparente é uma modificação do bloco duplo tradicional que é feito de folhas transparentes termoplásticas sem utilizar qualquer fio. As características únicas deste dispositivo incluem uma melhor aparência e aceitação por parte dos pacientes.

Seguem-se as impressões e o fabrico dos modelos em pedra pelo técnico de prótese dentária:

(1) Uma placa termoformável é fundida nos modelos de gesso maxilar e mandibular usando procedimentos padrão de moldagem a vácuo, semelhante ao fabrico de retentores transparentes. A placa superior deve ser estendida até ao dente mais posterior da arcada. Na arcada inferior a placa estende-se normalmente até ao segundo molar primário ou segundo pré-molar. A extensão do aparelho pode ser determinada pelo clínico e pela anatomia específica do paciente.

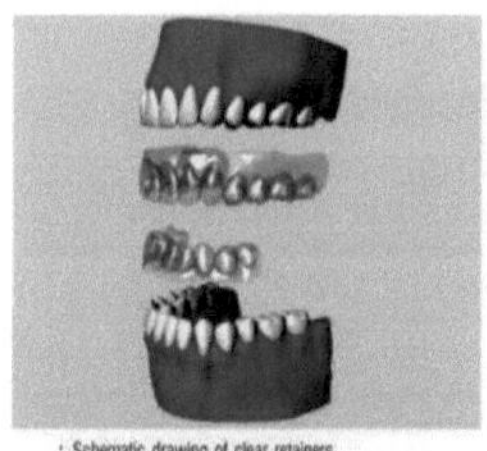

: Schematic drawing of clear retainers.

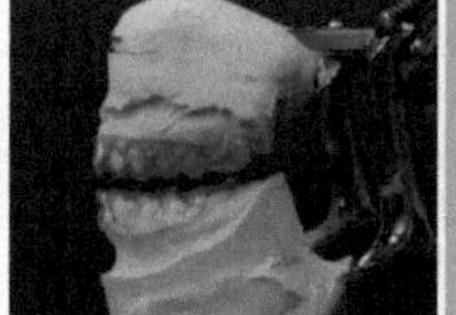

Position of clear plates after removal of the wax.

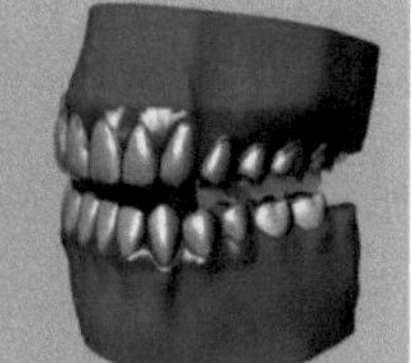

: Schematic view of the acrylic plates.

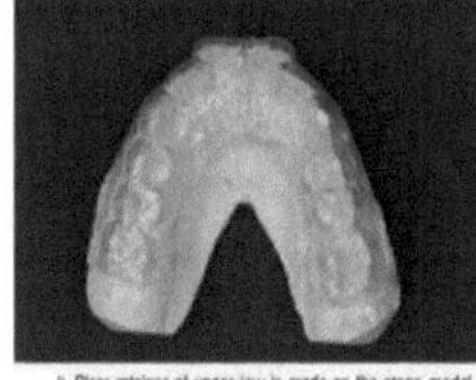

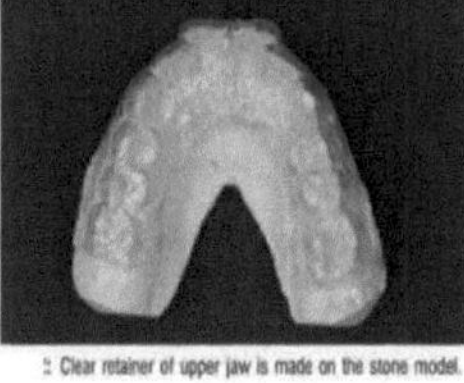

: Clear retainer of upper jaw is made on the stone model.

The virtual relationship of the bite blocks.

(2) Os retentores transparentes são removidos dos moldes e os moldes são montados com a utilização de mordida de construção, semelhante ao procedimento tradicional de bloco duplo. A natureza exacta da mordida de cera de construção depende das propriedades esqueléticas tridimensionais do paciente e do seu plano de tratamento personalizado. A posição sagital e transversal da mandíbula deve ser pré-determinada de acordo com a correção da discrepância esquelética.

(3) Depois de montar os modelos de pedra com cera de construção, o articulador é bloqueado. Adicionam-se placas transparentes ao molde. E um par de rampas de mordida em acrílico auto-polimerizável adicionado aos retentores, semelhante ao processo de fabrico de blocos duplos. O bloco de mordida superior estende-se do dente mais posterior até cerca do segundo pré-molar ou segundo molar primário e o bloco de mordida inferior está localizado anteriormente e

cobre os pré-molares inferiores e o canino. Os planos inclinados dos blocos superior e inferior são normalmente de 70 graus, para facilitar o posicionamento da mandíbula do paciente para a frente

(4) Os retentores superiores e inferiores são retirados dos moldes e polidos.

O aparelho está pronto para ser entregue ao paciente

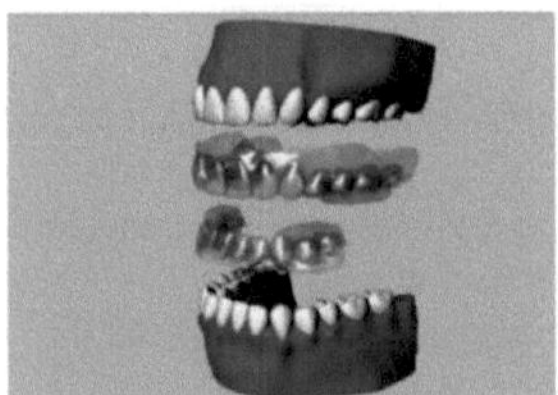

c Three-dimensional model of the appliance.

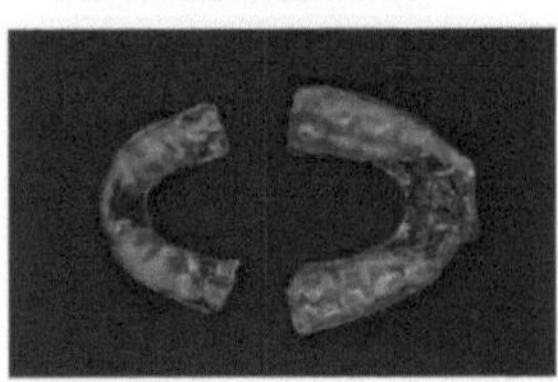

: Completed appliance.

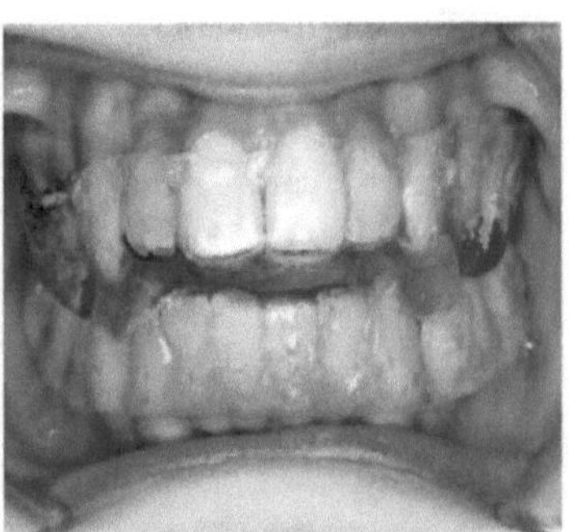

Clear twin block is delivered to the patient.

47. Aparelho de bloco duplo modificado - Mohamadreza Shahamfar (2020) [50]

A conceção do aparelho é apresentada na figura 1. Algumas modificações foram aplicadas ao desenho original do bloco duplo de Clark (TB). Uma tampa de acrílico no segmento dos incisivos cobriu cerca de 2 mm dos bordos dos incisivos inferiores. A mordida de trabalho inicial foi registada com um avanço de 4 mm, com um aumento incremental de 3-4 mm, dependendo do overjet do paciente e da conformidade, adicionando acrílico às vertentes posteriores da placa de mordida inferior. A quantidade de abertura vertical foi de 2-4 mm para além do espaço livre e o tratamento continuou até todos os pacientes atingirem uma relação molar Cl I normal e sobressaliência no final do tratamento ativo. Foram prescritos retentores Hawley modificados, tal como descrito por Clark, para os pacientes alcançarem uma intercuspidação posterior satisfatória.

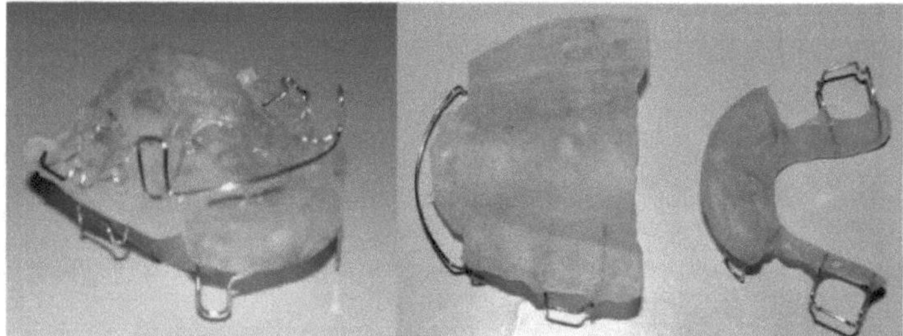

48. Um aparelho de bloco quádruplo modificado para a modificação do crescimento: Zynul Ali Sirsmith John (2020) [51]

1. são feitas impressões e modelos de trabalho.

2. Depois de um diagnóstico correto do caso e da avaliação do estado de crescimento, é feita uma mordida de construção, colocando os molares e os caninos em relação de Classe I. A abertura incisal não deve ser superior a 2 mm.

3. Os modelos de trabalho, juntamente com a trinca de construção, são montados (Figura 1).

4. São marcados pontos no molde onde os brackets seriam colados de acordo com a tabela MBT. Isto guiar-nos-ia no posicionamento correto dos tubos molares (Figura 2. A a C).

5. Em seguida, os dois blocos superiores são preparados mantendo um ângulo de 60-70 graus.

6. Os tubos molares podem ser diretamente fixados ao acrílico antes de este endurecer ou, com material acrílico adicional, podem ser fixados mais tarde (Figura 2. A a C).

7. Depois de os blocos superiores estarem prontos, são fabricados os blocos inferiores. Os blocos superiores foram fabricados mantendo um plano inclinado de 60 a 70 graus. Isto serve de guia para o fabrico dos blocos inferiores.

8. Os blocos Quad são recuperados e polidos. A colocação experimental deve ser efectuada antes da cimentação.

9. Após a cimentação, os arcos iniciais são colocados para nivelamento e alinhamento.

10. O fio está preso, se o aparelho for deformado, mantém-se na sua posição

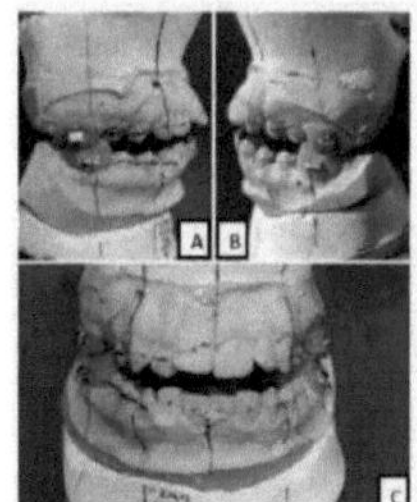

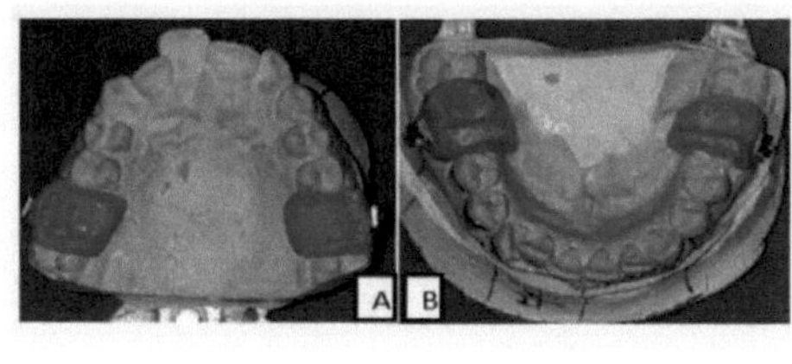

O aparelho Quad block modificado.

49. Maloclusão de Classe II e Incisivos Traumatizados em Adolescente com Gémeo

Bloco e aparelho fixo - Ying Hsu (2020) [52]

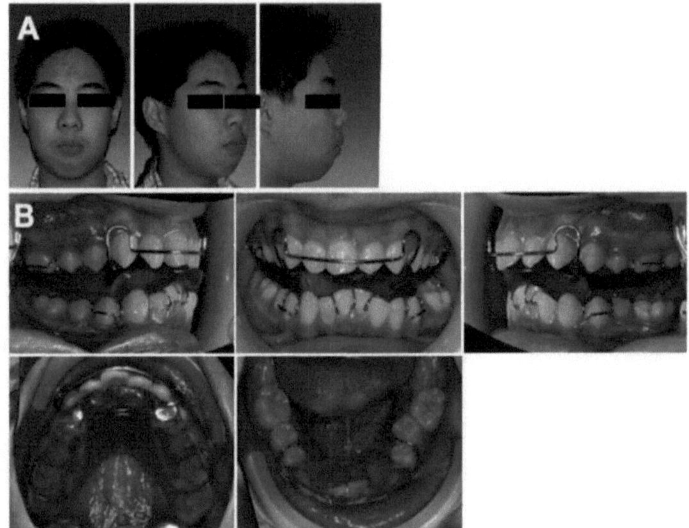

A: fotografias extra-orais e; B: fotografias intra-orais da terapia de bloqueio duplo

50. Aparelho de bloco duplo modificado - Ciara Campbell (2020) [53]

O MTB não tinha arco labial e incorporava um fecho Southend (aço inoxidável de 0,7 mm) na região do incisivo mandibular.

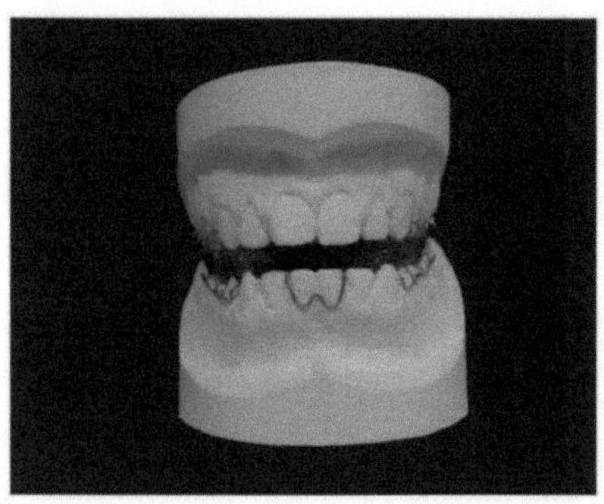

51. Tratamento com blocos duplos fixos para um paciente em crescimento que não obedece

Glodwin Antony (2021) [54]

O bloco superior foi ligado com uma barra transpalatina feita de fio de aço inoxidável de 0,9 mm. O bloco inferior também foi ligado por um fio que passou no osso alveolar lingual na arcada inferior.

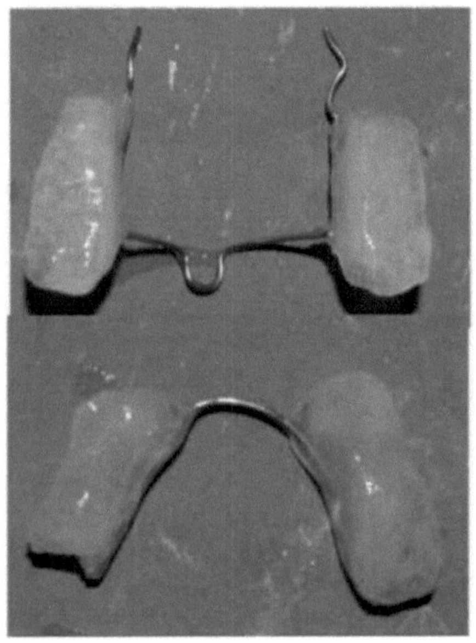

52. Modificação do aparelho Twin-block através de uma abordagem inovadora - Harihara Naik, Raj Kumar Maurya (2022) [55]

O paciente recebeu o aparelho Twin-block padrão com parafuso de expansão superior, com prescrição sagital de 5 mm e vertical de 4 mm. O paciente foi seguido inicialmente após 2 semanas para verificar a resposta pterigoide, que foi negativa. Os controlos subsequentes, de 3 em 3 semanas, durante os 4 meses seguintes, não revelaram qualquer resultado positivo.

Após uma exploração mais aprofundada, verificou-se que o paciente não usava regularmente o aparelho e tinha queixas frequentes de incapacidade de mastigar e de estar sempre a avançar. Após discussão com os pais e consentimento adicional, o aparelho foi modificado, proporcionando interdigitação oclusal utilizando blocos dentados nas placas acrílicas superior e inferior, com o pressuposto de uma melhor mastigação e retenção.

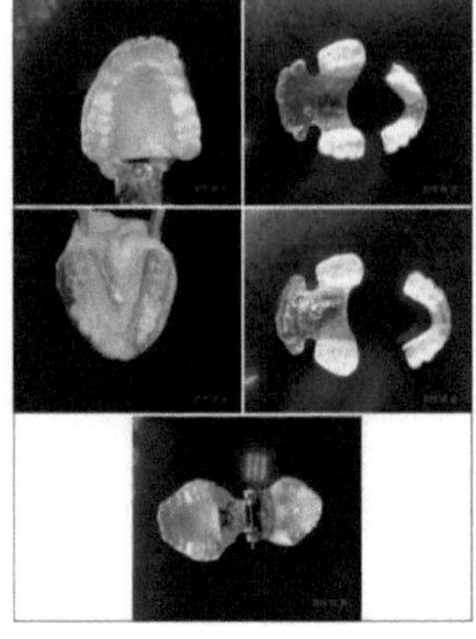

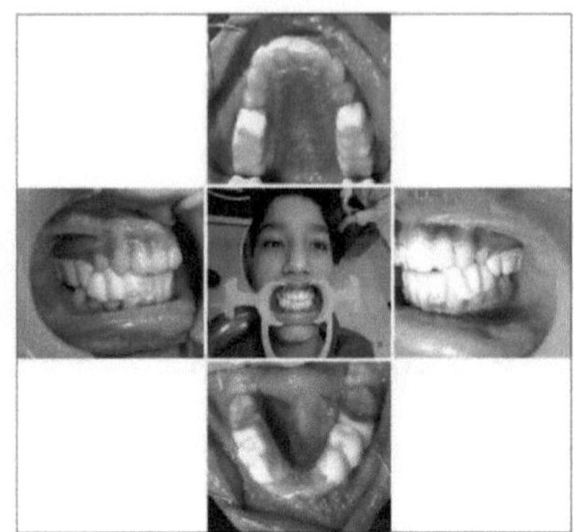

O doente foi convidado a fazer um acompanhamento a cada 2-3 semanas. A resposta ao tratamento do pterigoide foi considerada positiva após 6 semanas, com um aumento da adesão e uma melhor retenção, bem como uma história de conforto por parte do doente.

O aparelho continuou a ser utilizado durante os 6 meses seguintes e passou para a fase de suporte durante mais 7 meses. Foi realizada uma orientação oclusal cuidadosa e contínua, utilizando cortes selectivos, o que levou a uma interdigitação adequada da oclusão na Classe I de Angle, com chaves de oclusão de Andrew satisfatórias. O paciente foi mantido numa fase de retenção a longo prazo

REFERÊNCIA

1. Clark, WJ. (1997) A técnica Twin Block. Dentofacial Orthopedics with Functional Appliances (ed. por T.M. Graber, T Rakosi e A.G. Petrovic), p.268. Mosby-Year Book Inc., St.Louis.
2. Clark, WJ. (1990) Mais sobre o Clark Twin Block. American Journal of Orthodontics and Dentofacial Orthopedics, 97, 30A
3. Clark, WJ. (1982) A técnica de tração de bloco duplo. European Journal of Orthodontics, 4, 129-138.
4. Clark, WJ. (1990) Mais sobre o Clark Twin Block. American Journal of Orthodontics and Dentofacial Orthopedics, 97, 30A
5. Clark, WJ. (1995) Twin Block Functional Therapy: Application in Dentofacial Orthopaedics, Mosby-Wolfe, Times Mirror International Publishers Ltd., Londres
6. Rondeau, B. (1996) O aparelho Twin Block. Functional Orthodontist, 13, 4-16.
7. Stratford, N.M. & Scott, J.A. (1988) Estabilização do tratamento funcional: o aparelho Waveney Goal Post. British Journal of Orthodontics, 15, 123-125.
8. Trenouth, M.J. (1989) Um sistema de aparelhos funcionais para a correção de relações de classe II. British Journal of Orthodontics, 16, 169-176.
9. Clark, WJ. (1988) A técnica do bloco duplo. Um sistema de aparelho ortopédico funcional. American Journal of Orthodontics and Dentofacial Orthopedics, 93, 1-18.
10. Frankel, R. & Frankel, Ch. (1989) Orofacial orthopedics with the Function

Regulator, Karger Basel, München.

11. McNamara, J.A., Howe, R.P. & Dischinger, T.G. (1990) A comparison of the Herbst and Frankel appliances in the treatment of Class II malocclusion. American Journal of Orthodontics and Dentofacial Orthopedics, 98, 134-144

12. Clark, WJ. (1992a) The Twin Block technique. Parte 1. Functional Orthodontist, 9, 3237.

13. Clark, WJ. (1992b) The twin block technique. Parte 2. Functional Orthodontist, 9, 4549.

14. Orton, H.S. (1990) Aparelho funcional "intrusivo". Ficha de desenho 13 Os blocos bucais duplos de Clark - função e modificação. Functional Appliances in Orthodontic Treatment. An Atlas of Clinical Prescription and Laboratory Construction (ed. por H.S. Orton), p.60. Quintessence Publishing Company, Londres.

15. Clark WJ. Twin Block Functional Therapy - Applications in Dentofacial Orthopaedics, 2nd Edn. Oxford: Mosby/Elsevier Science, 2002.

16. Clark WJ. Twin Block Functional Therapy - Applications in Dentofacial Orthopaedics, 3rd Edn. Oxford: 2015

17. Proffit, W. R. (1993). Ortodontia Contemporânea Segunda Edição. St. Louis Missouri: Mosby- Year Book Inc

18. Moss, M.L., & Salentijn, L. (1969). The Primary Role of Functional Matrices in Facial Growth (O Papel Primário das Matrizes Funcionais no Crescimento Facial). American Journal of Orthodontics, 55(6), 566-577.

19. Ahlin, J, H., White, G. E., Tsamtsouris, A., Saadia, M. (1984). Maxillofacial Orthopedics: A Clinical Approach for the Growing Child, Chicago, Illinois Quintessence Publishing Company

20. Harvold, E. P. (1974) The Activator in Interceptive Orthodontics (O Ativador na Ortodontia Interceptiva). St. Louis, Missouri: C. V. Mosby Company.

21. Frankel, R. (1982) Biomechanical Aspects of the Form/Function Relationship in Craniofacial Morphogenesis (Aspectos Biomecânicos da Relação Forma/Função na Morfogénese Craniofacial): A Clinician's Approach. Em McNamara, J. A. Jr., Ribbens, K. A., & Howe, R. P. (Editores) Clinical Alteration of the Growing Face, (pp. 107-130). Monografia número 14, Série de Crescimento Craniofacial, Ann Arbor: Centro de Crescimento e Desenvolvimento Humano, Universidade de Michigan.

22. GRABER TM. (1994) Functional appliances. Em Graber TM & Vanarsdall RL, Jr. (eds): Orthodontics - Current Principles and Techniques (2ª Ed). Mosby Year- Book, St Louis.

23. MOSELEY HC, HORROCKS EN & WELFARE RR. (1996) Uso de um aparelho twin block modificado após maxilectomia parcial: relato de caso. Br J Orthod 23:103-108.

24. Darendeliler MA, Joho JP, (1993). Dispositivo ativador magnético II (MAD) para correção de más oclusões de Classe II Divisão I, American Journal of Orthodontics and Dentofacial Orthopedics. 103:223-39.

25. Vardimon AD, Stutzmann JJ, Graber TM, et al, (1989). Functional

Orthopedic Magnetic Appliance (FOMA) II-modus operandi, American Journal of Orthodontics and Dentofacial Orthopedics. 95:371-87

26. Gerber JW. Bloqueio com bandas. O ortodontista funcional. 1999;16(4):16

27. Redução gradual do overjet com um aparelho Twin-Block modificado, Banks e Carmichael, JCO/NOVEMBER 1999 , VOLUME XXXIII NUMBER 11

28. Dyer FM, McKeown HF, Sandler PJ. O aparelho twin block modificado no tratamento das más oclusões de Classe II divisão 2. Journal of Orthodontics. 2001 Dec 1;28(4):271-80.

29. Um relatório preliminar de um novo desenho de aparelho fixo twin-block em metal fundido, J. Qi Z. R. Tan, H. He, D. Pan e S. J. Yeweng, Journal of Orthodontics, Vol. 34, 2007, 213219

30. Um novo desenho de aparelho Twin Block para o tratamento da deficiência mandibular no estágio de dentição mista 1 El Kattan E., 2 Abou El-Yazeed, M., 3 Aya, E, Aust. J. Basic & Appl. Sci., 6(10): 701-707, 2012

31. Tratamento não cirúrgico de uma má oclusão de Classe III de Angle em adultos, Hong Liu, Jian- Xue Li, Int J Clin Exp Med 2013;6(9):738-746 www.ijcem.com /ISSN:1940- 5901/IJCEM1308004

32. Correção da discrepância esquelética na má oclusão de Classe II Div 1 utilizando blocos duplos fixos. Dr.Taruna Puri1 , Dr. Dolly Patel2, IOSR Journal of Dental and Medical Sciences (IOSR-JDMS) e-ISSN: 2279-0853, p-ISSN: 2279-0861.Volume 13, Issue 7 Ver. III (julho. 2014), PP 65-67

www.iosrjournals.org

33. Chugh VK, Tandon P, Prasad V, Chugh A. Correção ortopédica precoce da má oclusão esquelética de Classe III utilizando a terapia combinada de bloco duplo invertido e máscara facial. J Indian Soc Pedod Prev Dent 2015;33:3-9.
34. AVALIAÇÃO DA EFICÁCIA CLÍNICA DA APLICAÇÃO DO BLOCO TWIN FIXO MODIFICADO NO TRATAMENTO DA MALOCLUSÃO ESQUELÉTICA CLASSE II COM PADRÃO DE CRESCIMENTO VERTICAL, Dr. N. G. Toshniwal, IJRDO-Journal Of Health Sciences And Nursing, Volume-1 | Issue-1 | janeiro,2016 | Paper-6
35. H. C. Moseley B.CH.D., M.SC., F.D.S. R.C.P.S., M.ORTH. R.C.S. ENG., E. N. Horrocks B.CH.D., F.D.S., M.ORTH. R.C.S. ENG. & R. R. Welfare B.D.S., F.D.S.R.C.S. ENG. (1996) Uso de um aparelho Twin Block modificado após maxilectomia parcial: Case Report, British Journal of Orthodontics, 23:2, 103-108, DOI: 10.1179/bjo.23.2.103 Para aceder a este artigo: http://dx.doi.org/10.1179/bjo.23.2.103
36. Chowdhary S. Gestão da má oclusão grave de Classe II com aparelhos ortodônticos fixos e twin block modificados sequenciais. APOS Trends Orthod 2016;6:113-8
37. Aparelho de assentamento oclusal modificado na terapia de blocos gémeos, Harpreet Singh , Rajkumar Maurya , Pranav Kapoor , Poonam Sharma, Journal of Clinical and Diagnostic Research. 2016 Sep, Vol-10(9): ZH01-ZH02
38. Jain U, Bharti C, Chhajed R e Bharti HV. Bloco duplo modificado para um

caso de hipodontia de Classe II Divisão 1. Austin J Dent. 2017; 4(4): 1076.

39. Tratamento da má oclusão Cl II, utilizando o aparelho Twin Block modificado coordenado com ortodontia fixa numa paciente pós-menarca, Amin Aminian, Shahriar Sarvareh Azimzadeh e Elina Rahmanian Hindawi Case Reports in Dentistry Volume 2017, Artigo ID 2525374, 8 páginas https://doi.org/10.1155/2017/2525374

40. Shashikala Prabhu, Krishnamoorthy, S.H. e Savitha Sathyaprasad Current Research, 9, (08), 55683-55685.

41. Verma SL, Srivastava A, Tikku T, Khanna R, Maurya RP, Srivastava K. Uma técnica clínica para a erupção ininterrupta do pré-molar mandibular durante a terapia com aparelho Twin Block. Journal of Scientific Achievements, maio de 2017; 2 (5): 28-29.

42. Durgekar SG, Kolur N, Puttaraju H. Bloco duplo de duas camadas. Int J Experiment Dent Sci 2018;7(2):136- 138.

43. Golfeshan F, Soltani MK, Zohrei A, Poorolajal J. Comparação entre o Twinblock Clássico e um Clear Twin-block Modificado em más oclusões de Classe II, Divisão 1: Um Ensaio Clínico Randomizado. J Contemp Dent Pract 2018;19(12):1456-1463

44. Arvind M, Durgekar SG, Kumar A. Tratamento da má oclusão de Classe II div 1 com quadri block - um aparelho fixo twin block modificado. J Dent Health Oral Disord Ther. 2018;9(2):101-104. DOI: 10.15406/jdhodt.2018.09.00337

45. Pattanaik S, Puvvula N, Mohammad N. Aceleração do tratamento da má

oclusão esquelética de classe II utilizando aparelhos fixos de bloco duplo. Int J Clin Pediatr Dent 2018;11(2):146-150

46. Bloco Duplo Reverso com Parafuso de Expansão para Tratamento de Maloclusão Classe III Esquelética em Paciente em Crescimento: Relato de caso, Alfrina Marwan, Erna Sulistyawati, Academia Mundial de Ciência, Engenharia e Tecnologia Revista Internacional de Ciências Médicas e da Saúde Vol: 12, No: 10, 2018
47. Um aparelho Twin-block magnético invertido assimétrico para o tratamento de uma má oclusão esquelética de Classe III: relato de um caso Qiaoling Ma, Li Mei, Yuanyuan Jiang, Yun Xu, Tuojiang Wu+ e Huang Li, Australasian Orthodontic Journal Volume 35 N.º 2 novembro de 2019
48. Tripathi T, Singh N, Rai P, Gupta P. Aparelho twin-block suportado por mini-implantes: Uma modificação inovadora. Niger J Clin Pract 2019;22:432-8
49. Behroozian A, Kalman L. Clear Twin Block: Um passo em frente nos aparelhos funcionais. Dent Hypotheses 2020;11:91-4
50. Shahamfar M, Atashi MHA, Azima N. Alterações estéticas dos tecidos moles após uma terapia com aparelho Twin Block modificado: Um Estudo Prospetivo. Int J Clin Pediatr Dent 2020;13(3):255-260.
51. Zynul Ali Sirsmith John., et al. "Um aparelho Quad Block modificado para a modificação do crescimento". Ata Scientific Dental Sciences 4.1 (2020): 82-84.

52. Hsu, Ying; Tseng, Yu-Chuan; e Chen, Shih-Chieh (2020) "Maloclusão de Classe II e Incisivos Traumatizados em Adolescente com Bloco Duplo e Aparelho Fixo", Taiwanese Journal of Orthodontics: Vol. 32: Iss. 4, Article 4. DOI: 10.38209/27082636.1090 Disponível em: https://www.tjo.org.tw/tjo/vol32/iss4/4

53. Aparelho Frankel 2 versus aparelho Twin Block modificado para o tratamento de Fase 1 da má oclusão de Classe II divisão 1 em crianças e adolescentes: Um ensaio clínico randomizado Ciara Campbella ; Declan Millettb ; Niamh Kellyc ; Marie Cooked ; Michael Cronine, Angle Orthodontist, Vol 90, No 2, 2020, DOI: 10.2319/042419-290.1

54. Tratamento de bloco duplo fixo para um paciente em crescimento não conforme - Um relato de caso Glodwin Antony , Mithun K Naik ,Sachin Shaji , Shetty Suhani Sudhakar , Nishanth Shetty, IOSR Journal of Dental and Medical Sciences (IOSR-JDMS) e-ISSN: 22790853, p-ISSN: 2279-0861.Volume 20, Edição 10 Ser.2 (outubro. 2021), PP 31-35 www.iosrjournals.org

55. Naik H, Maurya RK. Modificação do aparelho Twin-block utilizando uma abordagem inovadora. J Dent Def Sect 2022;16:174-8.

56. Comparação de 2 modificações do aparelho Twinblock em amostras de Classe II Nicola Ann Parkin,a Helen Fiona McKeown e Paul Jonathan Sandler, , American Journal of Orthodontics and Dentofacial Orthopedics Parkin,

McKeown e Sandler 573 Volume 119, Número 6

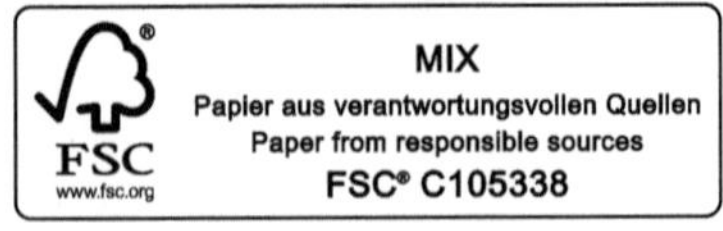

Printed by Books on Demand GmbH, Norderstedt / Germany